SVEN-DAVID MÜLLER

Kühe würden Margarine kaufen

Gesünder leben mit pflanzlichen Fetten und Ölen

humboldt

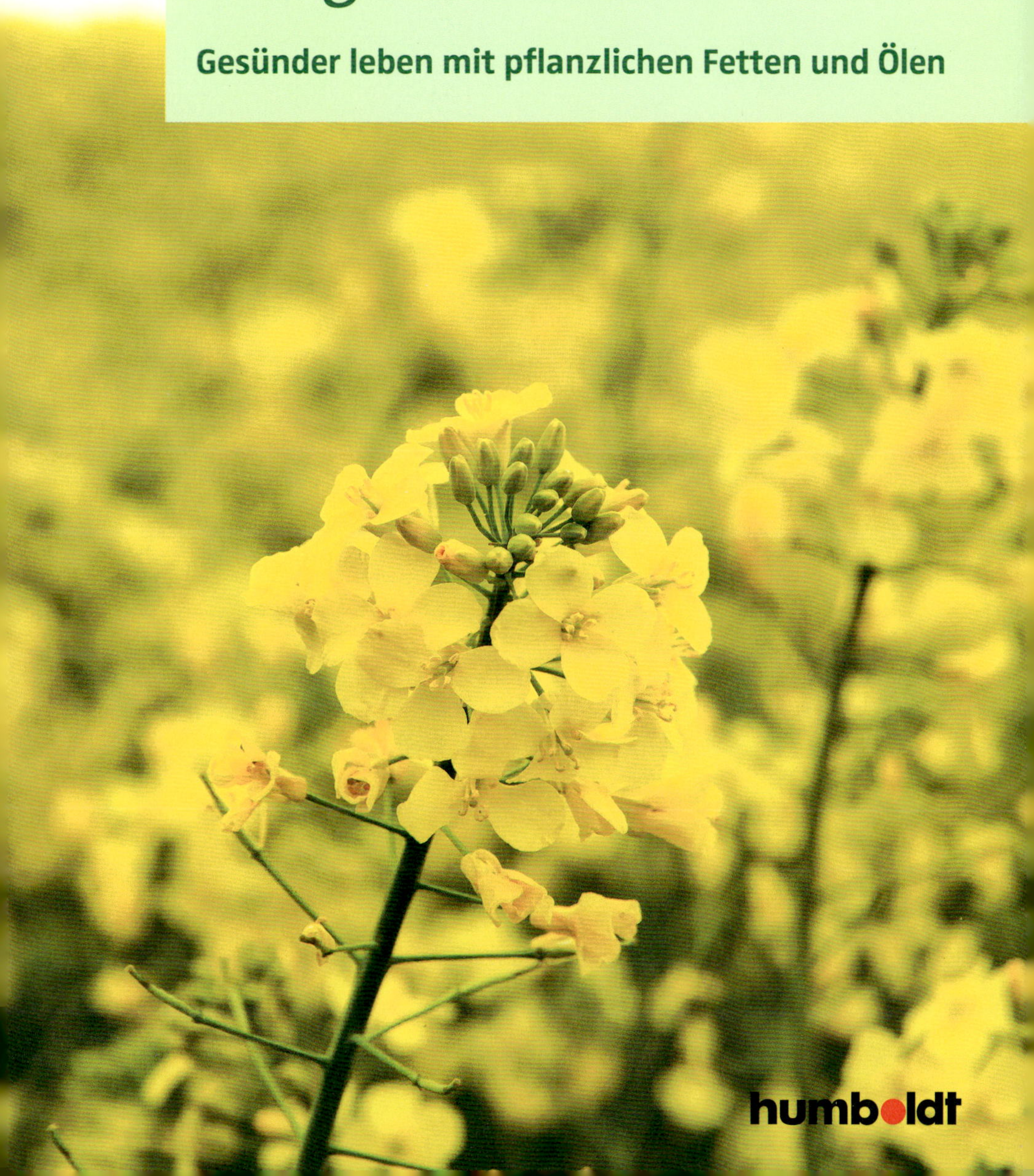

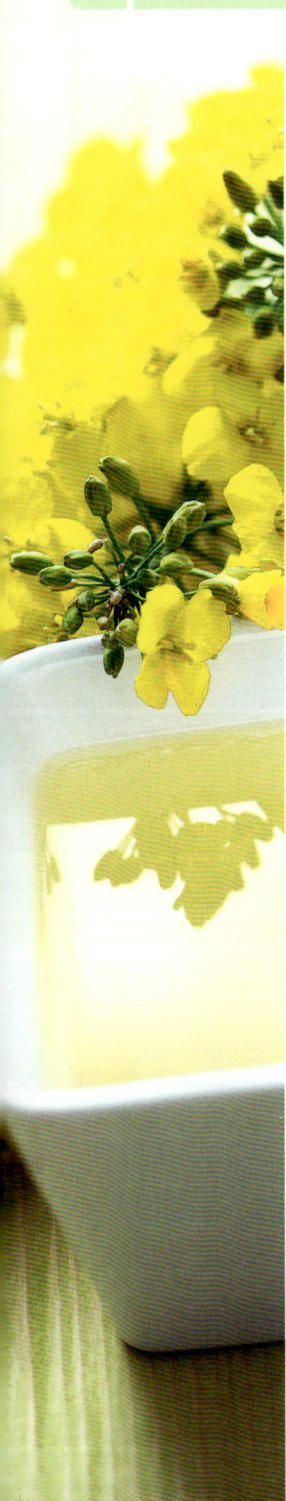

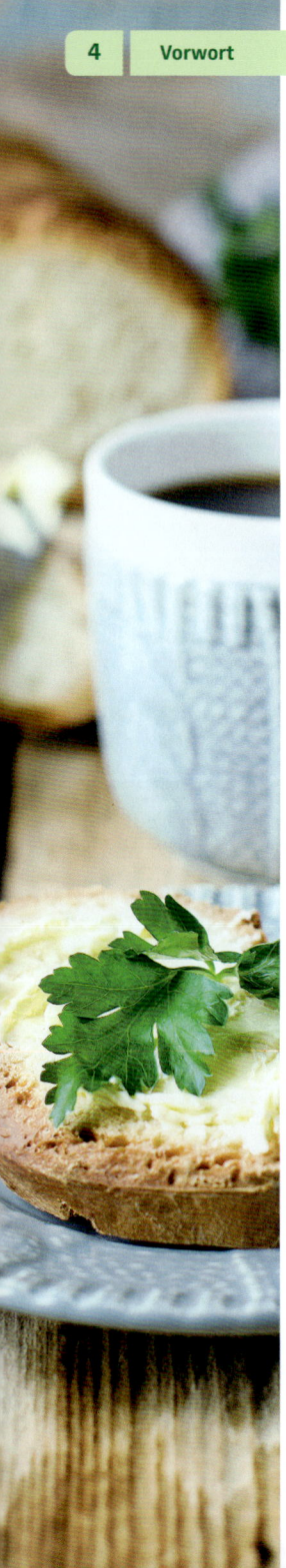

VORWORT

Liebe Leserin, lieber Leser,

in den letzten 25 Jahren bin ich von meinen Patienten oft gefragt worden, welches Streichfett optimal ist. Auch bei Kongressen, in Seminaren oder bei Interviews stand immer wieder die Frage im Raum, was besser sei: Margarine oder Butter?

Für mich ist eine Sache klar: Margarine ist besser und Butter schlechter als ihr Ruf! Wer jedoch im Internet recherchiert, findet auf vielen Seiten abschreckende Aussagen über Margarine. „Motorfett", „Industriebutter" oder „Kunstfett" sind noch die erfreulichsten Bezeichnungen. Margarine gilt als Industrieprodukt, Butter wird hingegen oft mit glücklich auf Almen weidenden Kühen assoziiert.

Dabei sieht die Realität völlig anders aus: Die meisten Milchkühe in Europa stehen in einem Massenstall. Die moderne Kuh muss bis zu 50 Liter Milch am Tag geben. Um das zu erreichen, braucht sie optimiertes Industriefutter, denn aus Gras kann keine Kuh so viel Milch erzeugen. Ja, es gibt Ausnahmen: In Deutschland stehen immerhin 30 Prozent der Kühe auf der Weide und deutsche Biobutter stammt in der Regel von Kühen, die auf der Weide stehen oder zumindest mit Heu gefüttert werden. Steht Weidemilch auf der Butter, ist auch Weidemilch drin. Aber die Regel ist das nicht.

Und woher kommt die Margarine? Margarine kommt sozusagen vom Feld. Sie besteht in erster Linie aus Pflanzenölen. In Deutschland ist Rapsöl die Hauptzutat in Margarine.

Aber wie steht es um den Gesundheitswert von Butter und Margarine?

Im Internet ist zu lesen, dass Butter leicht verdaulich ist und Margarine reichlich gefährliche Transfettsäuren enthält. Das stimmt so nicht! Margarinehersteller erzählen uns seit Jahrzehnten etwas von pflanzlichen Ölen und vom Senken des Cholesterinspiegels. Das Buttermarketing redet von Naturprodukten und behauptet, dass gesättigte Fettsäuren ungefährlich – wenn nicht sogar gesund – sind. Nicht zuletzt dieses Durcheinander, was die unterschiedlichen Fette angeht, hat mich in den vergangenen Jahren immer wieder beschäftigt. Ich habe mit Kolleginnen und Kollegen viele Studien analysiert. Und zum Abschluss habe ich für dieses Buch 19 verschiedene Fette – von Butter über Margarine bis zu Butterschmalz und Halbfettprodukten – in einem renommierten Labor untersuchen lassen. Die erstaunlichen Ergebnisse lesen Sie ab Seite 35.

Die Durchführung der Transfettsäure-Untersuchung und der Zugang zu wissenschaftlichen Daten wurde in dankenswerter Weise von Unilever unterstützt. Die von mir gewonnenen Informationen und die Untersuchungsergebnisse habe ich ausschließlich im Kontext des aktuellen Forschungsstandes wissenschaftlich geprüft und bewertet. Meine persönlichen daraus resultierenden Ergebnisse und Erkenntnisse bilden die Grundlage für die Redaktion dieses Buches.

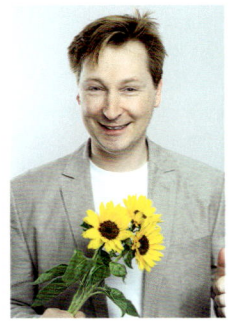

Sven-David Müller
Medizinjournalist und Gesundheitspublizist,
Staatlich anerkannter Diätassistent,
Diabetesberater der Deutschen Diabetes Gesellschaft

Lassen Sie sich überraschen – nach der Lektüre dieses Buches werden Sie Margarine unter einem neuen Blickwinkel sehen. Auch wenn Sie überzeugter Butteresser sind, so bin ich sicher, dass Sie beim nächsten Besuch im Supermarkt die unterschiedlichen Margarinesorten genauer betrachten werden. Und ich freue mich, wenn Sie es einmal mit Margarine versuchen!

Nicht zuletzt verrate ich Ihnen in diesem Buch auch, wie Sie Margarine ganz einfach und ohne komplizierte Hilfsmittel in wenigen Minuten aus gesunden Zutaten selbst zubereiten können. Ob pur oder mit Gewürzen und Kräutern angereichert – probieren Sie es aus. Ihrer Fantasie sind keine Grenzen gesetzt.

Ich wünsche Ihnen viel Gesundheit und Wohlbefinden.

Ihr

Sven-David Müller, MSc.

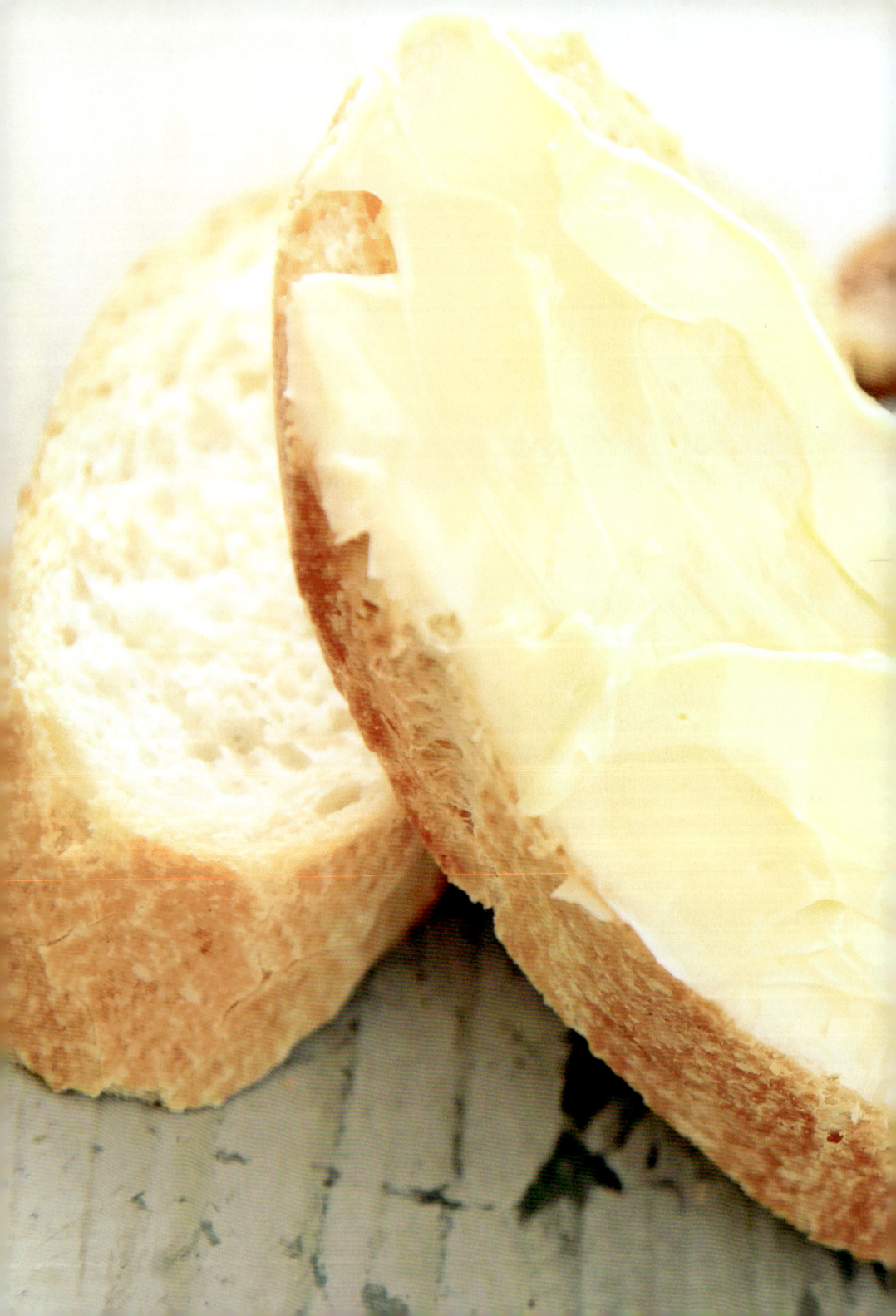

MARGARINE GESTERN, HEUTE UND MORGEN

Gute Butter und billige Margarine – lange hatte Margarine den Ruf, die schlechtere Alternative zu Butter zu sein. Tatsächlich war sie ursprünglich ein Ersatzprodukt für Butter, doch dies hat sich längst geändert. Heute ist die Margarine aus pflanzlichen Fetten Teil einer gesunden Ernährung.

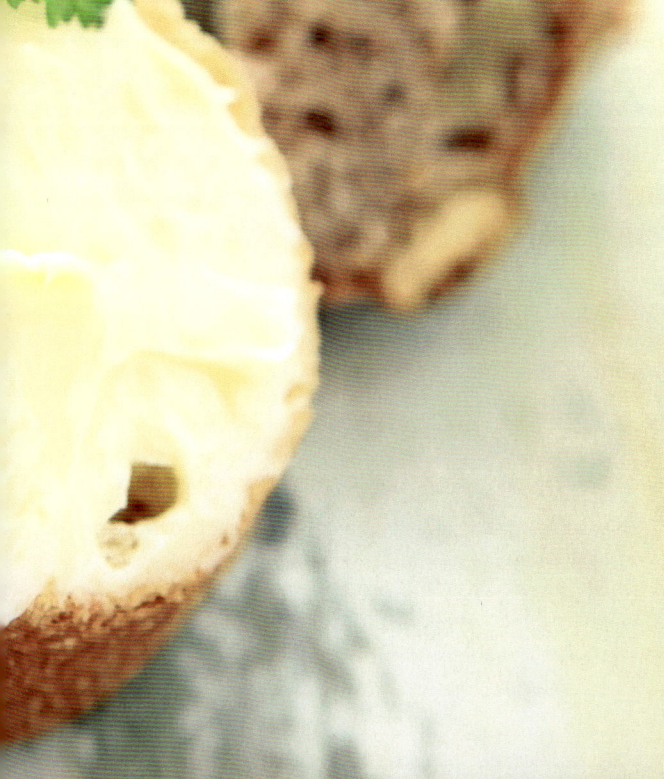

Geschichte der Margarine

Die Margarine wurde 1869 von dem französischen Chemiker Hippolyte Meges-Mourier (1817 bis 1880) entwickelt. Sie sollte ein Ersatz für Butter und Schmalz sein, was bis dato als Streichfett verwendet worden war.

Die Geschichte der Butter reicht viel weiter zurück: Sie beginnt in der Zeit um 3.000 Jahre vor Christi Geburt. Butter wurde vermutlich mit der Einführung der Viehzucht entdeckt, denn schon immer konnte der Mensch Butter nur herstellen, wenn er Vieh hielt und über die notwendige Technik verfügte. In der Antike kannten Griechen und Römer Butter, sie nutzten sie jedoch für medizinische Zwecke und nicht für die Ernährung, denn dafür wurden am Mittelmeer schon damals Olivenöle verwendet. Im Mittelalter entwickelte sich Butter zu einem wichtigen Handelsgut.

Erst Ende des 19. Jahrhunderts kam die Margarine ins Spiel. Wir haben ihre Entwicklung insbesondere dem späteren Kaiser der Franzosen, Charles Louis Napoléon Bonaparte (1808 bis 1873), zu verdanken.

Die zunehmende Industrialisierung und die einsetzende Landflucht hatten zur Folge, dass Butter und Schmalz Mangelware wurden. Die Preise stiegen so schnell, dass sich die französische Armee bald keine Butter mehr leisten konnte. Napoleon der III. fürchtete, ohne Streichfett würden seine Soldaten an Stärke verlieren. Im Jahr 1870 schrieb er einen Wettbewerb aus, dessen Ziel es war, einen günstigen Butterersatz zu finden. Für den Sieger gab es 100.000 Goldfranc als Belohnung.

Hippolyte Meges-Mourier konnte mit seiner Kreation aus Rindertalg, Milch und Wasser den Wettbewerb für sich entscheiden. Die heutige Margarine hat nichts mehr mit dieser Mischung gemeinsam. Heute ist Margarine ein pflanzliches Produkt und besteht beispielsweise aus Rapsöl.

!

Butter kennen die Menschen seit 5.000 Jahren.

Im Jahr 1871 verkaufte der französische Chemiker seine Erfindung an die niederländische Firma Jurgens, aus der später die Firma Unilever wurde. Das niederländische Unternehmen ist heute der bedeutendste Margarine-Hersteller in Europa. Im selben Jahr gründete der Apotheker Benedict Klein in Köln-Nippes die Benedict Klein Margarinewerke, die erste Margarinefabrik Deutschlands. Es kamen schnell zahlreiche Konkurrenten hinzu, sodass es im Jahr 1885 schon 45 Firmen in Deutschland gab, die Margarine produzierten.

Der erste Name für das neu erfundene Fett war „Oleomargarin". „Márgaron" ist das griechische Wort für „Perle", da man fand, dass Margarine wie eine Perle schimmerte, und „oleum" ist das lateinische Wort für „Öl".

> **!**
>
> „Márgaron" ist das griechische Wort für „Perle".

Die Nachfrage nach Margarine war groß und die Hersteller verfeinerten ihre Produkte immer weiter. Kaiser Wilhelm II. erließ 1897 schließlich ein Margarine-Gesetz, um Butter und Margarine klar voneinander unterscheidbar zu machen. Dies Gesetz besagte, dass Margarine künftig nur in quadratischer Würfelform oder als abgestumpfter Kegel in einem Becher abgepackt verkauft werden durfte, auf der Packung musste sich ein roter Signalstreifen und die Aufschrift „Margarine" befinden. Eine weitere Regelung, die Kartoffelstärken-Klausel, besagte, dass der Margarine künftig Kartoffelstärke beigemischt werden musste. Denn teilweise wurde die Butter mit Margarine gepanscht, und da man die Stärke bei einer chemischen Analyse leicht nachweisen konnte, war es somit möglich, die gepanschte von der reinen Butter zu unterscheiden.

Ab 1902 gab es eine bahnbrechende Änderung in der Zubereitung. Der deutsche Chemiker Wilhelm Norman (1870 bis 1939) entdeckte, dass flüssige Öle mit Wasserstoff gehärtet werden können. Dank dieser Erkenntnis war es nun möglich, pflanzliche Fette und Öle zu verwenden. Das Fett in der Margarine, die wir heute kaufen können, stammt ausschließlich aus Pflanzenölen und -fetten.

Heute liegt der Pro-Kopf-Verbrauch in Deutschland bei etwa acht Kilogramm Margarine pro Jahr. Nur Butter verwenden die Menschen in Deutschland häufiger. Schmalz hat als Nahrungsfett fast keine Bedeutung mehr.

Margarine heute

!

Der Energie- und Fettgehalt in Margarine ist minimal geringer als der von Butter.

Heute ist die sogenannte Vollfettmargarine eine Emulsion, also eine Verbindung aus Ölen und Wasser. Sie hat einen Fettgehalt von 80 bis 90 Prozent. Neben Vollfettmargarine gibt es solche mit reduziertem Fettgehalt. Dazu gehören die Dreiviertelfettmargarine mit 60 bis 62 Prozent Fett und die Halbfettmargarine mit 39 bis 41 Prozent Fett. Mehr über die verschiedenen Margarinesorten erfahren Sie ab Seite 73.

Um den pH-Wert der Margarine zu regulieren, enthält sie Zitronen- oder Milchsäure als Säuerungsmittel. Es können auch Sauermolke oder Joghurtkulturen zugesetzt werden.

Wie bei den meisten anderen Lebensmitteln sind auch bei der Margarine grundsätzlich alle Zutaten auf der Verpackung angegeben. Sie sind in absteigender Reihenfolge ihres Gewichtsanteils aufgeführt, ganz oben steht also die Zutat, von der sich am meisten in der Margarine befindet.

Margarine wird aus Pflanzenölen hergestellt, die Mischung aus festen Fetten und hochwertigen Pflanzenölen sorgt für eine optimale Streichfähigkeit. Butter ist bei Kühlschranktemperatur deutlich weniger streichfähig, doch interessanterweise gibt es seit einiger Zeit immer mehr Butter, die durch die Zugabe von Rapsöl streichfähig gemacht wird.

Die gelbliche Farbe der Margarine stammt von den Pflanzenölen oder auch von dem Provitamin Betacarotin, das häufig zugesetzt wird. Betacarotin ist auch als Zusatz bei Butter erlaubt.

Fette Zukunft?

Zu viel tierisches Fett

Die Agrarmarkt Informations-Gesellschaft (AMI) wertete Daten der Gesellschaft für Konsumforschung zu dem Verbrauch von Speiseölen und Speisefetten wie Butter, Margarine und Co. aus. Die Ergebnisse zeigen, dass in Deutschland weniger Fett konsumiert wird. Insgesamt wurden im Jahre 2013 rund 847 Millionen Liter Speisefette und Speiseöle gekauft, das sind 18,8 Millionen Liter weniger als 2012. Das hört sich zunächst gut an, doch die reinen Fakten trügen. Denn noch immer ist es eine Tatsache, dass unser Konsum von Butter, Butterzubereitungen und von tierischen Fetten zu hoch ist. Hochwertige, gesunde Pflanzenöle werden noch immer zu wenig verzehrt, obwohl diese unseren Bedarf an lebenswichtigen Fettsäuren decken.

Was auch deutlich wurde: Zwischen 2006 und 2012 ging der Verbrauch von Margarine mit 21 Prozent viel deutlicher zurück als der von Butter, deren Konsum lediglich um 6,1 Prozent abnahm.

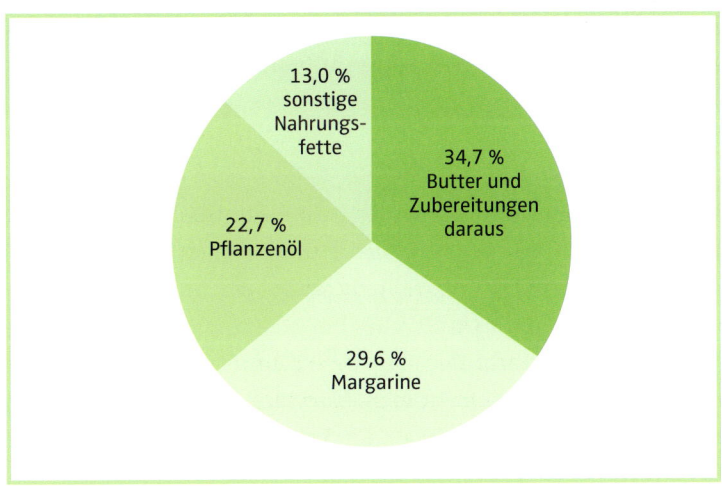

Der Deutschen liebste Fette: Konsum von Fetten in Deutschland

Im Jahr 2013 wurden in Deutschland insgesamt 0,4 Prozent weniger Streichfette verzehrt. Während die Butternachfrage um 1,5 Prozent zulegte, wurde von privaten Haushalten fast 10 Prozent weniger Margarine eingekauft.

Der Verbrauch von Speisefetten ist in Deutschland von 2000 bis 2012 von fast 30 Kilogramm auf knapp 26 Kilogramm zurückgegangen. Wir nehmen pro Jahr also 4 Kilogramm weniger Fett zu uns. Dabei ist leider der Konsum tierischer Fette bei rund 10 Kilogramm stabil, der Konsum von hochwertigen Pflanzenölen und Margarine ist von fast 19 auf knapp 15 Kilogramm gesunken. Oder anders ausgedrückt: Wir nehmen konstant viel von den oft als „böse Fette" bezeichneten tierischen Fetten, die reich an gesättigten Fettsäuren sind, zu uns. Von den „guten" pflanzlichen, ungesättigten Fettsäuren essen wir dafür immer weniger.

Wichtig: das richtige Fett

Fett ist ein wichtiger Nährstoff. Eine fettfreie Ernährungsweise ist nicht gesund. Aber es sollen die richtigen Fette in der richtigen Menge sein – nämlich überwiegend pflanzliche. Während früher grundsätzlich eine fettarme Ernährungsweise empfohlen worden ist, rät heute auch die Deutsche Gesellschaft für Ernährung, dass 30 bis 35 Prozent der täglich zugeführten Energiemenge aus Fetten besteht. In speziellen Fällen dürfen es sogar 35 bis 40 Prozent sein; mehr dazu lesen Sie ab Seite 23. Optimal sind Raps- und Sojaöl und daraus hergestellte Streichfette sowie Nüsse. Für die Gesundheit ist auch fetter Fisch wichtig, zum Beispiel Lachs, Aal oder Sardine. Demgegenüber sind andere tierische Fette – beispielsweise Butter, Sahne, fettes Fleisch – nicht gesundheitsförderlich. Im Gegenteil, sie erhöhen die Gefahr, an Herz-Kreislauf-Leiden zu erkranken.

Speisefette und -öle werden nach ihrer Konsistenz in feste und flüssige und nach ihrer Herkunft in tierische und pflanzliche Fette und Öle eingeteilt:

- Pflanzenöle
- Seetieröle (Fischöle)
- Pflanzenfette
- Tierische Fette

Butter und Margarine fallen nicht in dieses Raster, da beide aus verschiedenen Zutaten hergestellt werden. Für die menschliche Ernährung haben insbesondere Pflanzenöle, Pflanzenfette, Margarine und Butter eine große Bedeutung.

!

Tierfette wie Schmalz spielen in der modernen Ernährung nur noch eine untergeordnete Rolle.

Was viele nicht wissen: Den größten Teil der Fette machen industriell hergestellte Schlachtfette aus, vorwiegend Rindertalg, aber auch Schweineschmalz und Gänseschmalz, die zur Weiterverarbeitung zu Seife und Kerzen verwendet werden. Sie werden auch als Backfett in Bäckereien geliefert, wo sie beispielsweise in Blätterteig verwendet werden. Diese Fette werden in der Regel durch Ausschmelzen von zerkleinertem Fettgewebe gewonnen.

Native und nicht raffinierte Speisefette und -öle werden mit Hilfe von mechanischen Verfahren hergestellt, also durch sanfte Pressung ohne Wärme. Üblicher ist jedoch die Ölgewinnung durch Heißpressung, Extraktion und anschließende Raffination. Diese Verfahren sind wichtig, um eine optimale Qualität zu erreichen und unerwünschte Begleitstoffe aus dem Öl herauszuholen. Zusätzlich sind sie wichtig, um eine optimale Ölausbeute zu erreichen, so wird nichts verschwendet!

Herz-Kreislauf-Erkrankungen stellen weltweit und auch in Deutschland nach wie vor die häufigste Todesursache dar. Die Weltgesundheitsorganisation (WHO) empfiehlt, die Aufnahme von gesättigten Fettsäuren und Transfettsäuren zu reduzieren, um das Erkrankungsrisiko zu senken. Das ist nur möglich, wenn tierische Fette außer Fischöle reduziert werden. Damit steht auch die Butter auf dem Prüfstand, sie sollte nicht bedenkenlos in größeren Mengen konsumiert werden. Mit den modernen Margarinen gibt es eine große Auswahl an gesünderen Alternativen.

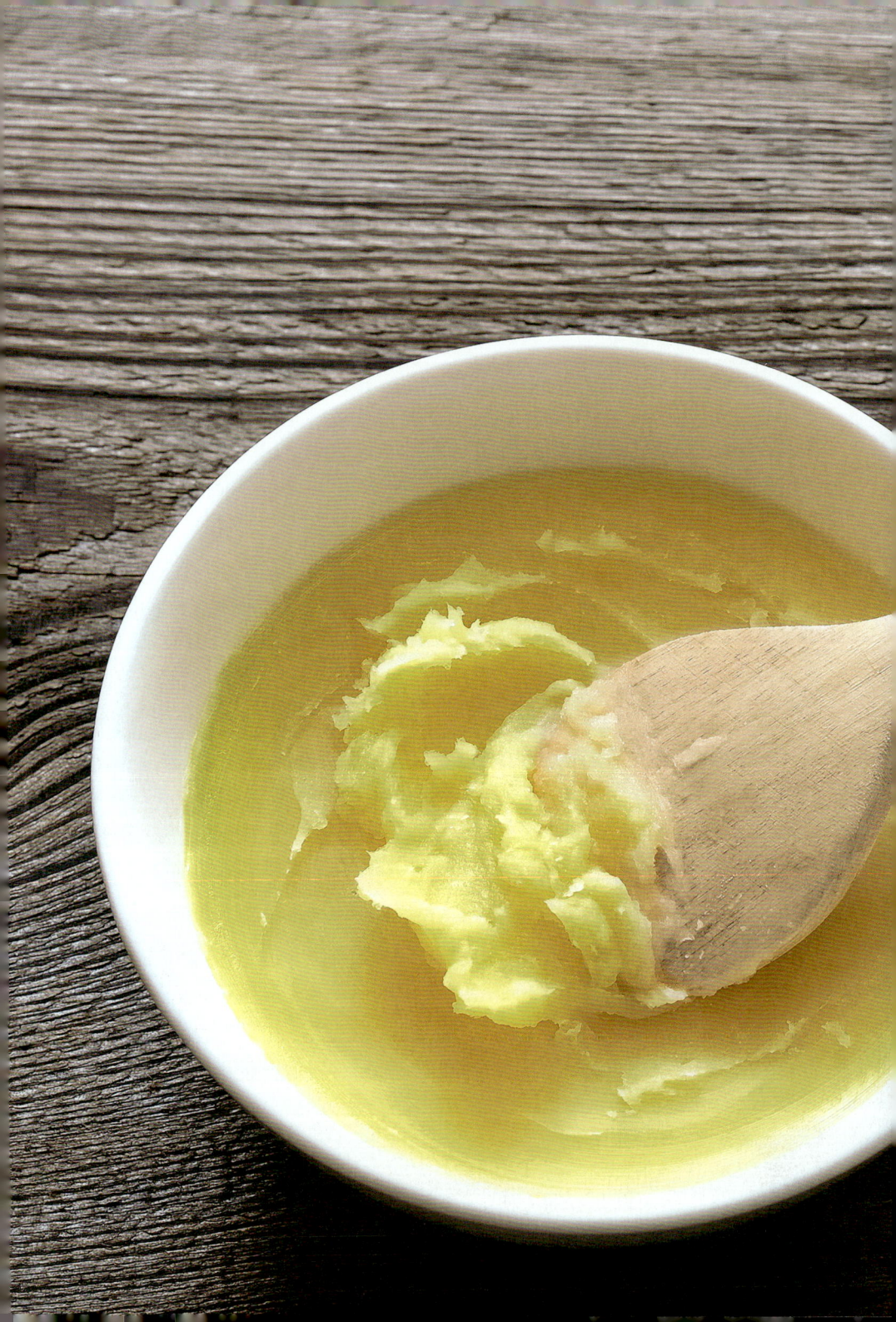

WAS SIE ÜBER FETTE WISSEN MÜSSEN

Fette sind ein wichtiger Bestandteil unserer Nahrung, der Mensch braucht sie zum Überleben. Dennoch haben Fette einen schlechten Ruf – sie sollen dick und auf Dauer sogar krank machen. Ein Widerspruch oder zwei Seiten einer Medaille? Sicher ist: Fett ist nicht gleich Fett!

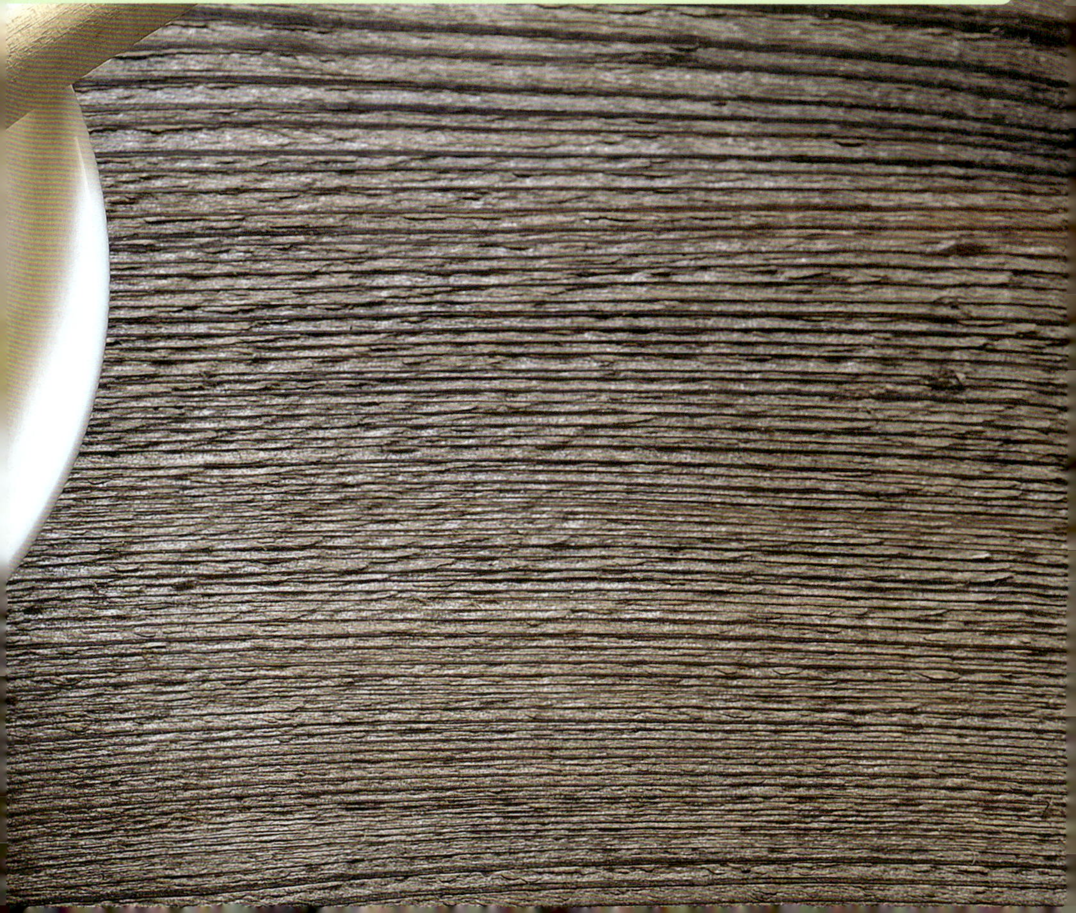

Gesunde und ungesunde Fette

Fette kommen in unserer Nahrung fast überall vor, in tierischen Produkten und in pflanzlichen. Doch Fett ist nicht gleich Fett. Den Hauptteil der Nahrungsfette bilden die Triglyceride, die aus Glycerin und drei Fettsäuren bestehen. Dabei sind die Fettsäuren jeweils mit einem Molekül Glycerin verbunden. Entscheidend für die gesundheitliche Bedeutung einer Fettsäure ist die Kettenlänge (Anzahl der Kohlenstoff-Atome, C-Atome), die Anzahl der Doppelbindungen und schließlich auch die Position der Doppelbindungen. Hat eine Fettsäure keine Doppelbindung, spricht man von einer gesättigten Fettsäure. Fettsäuren mit einer Doppelbindung nennt man „einfach ungesättigt", mit zwei Doppelbindungen „zweifach ungesättigt" etc.

Welche Fette gibt es? – So werden die Fette eingeteilt.

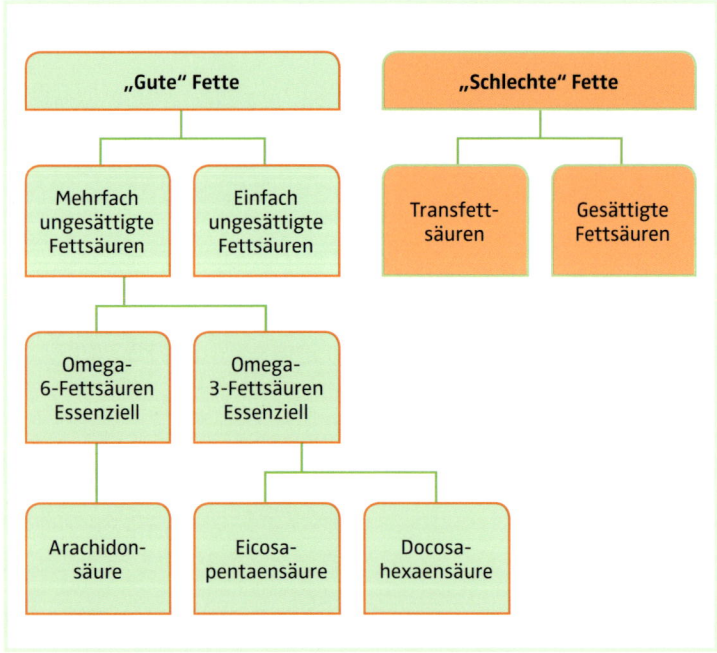

Gesättigte Fettsäuren sind für den Körper nicht lebenswichtig. Er kann sie selbst aus Nahrungsbestandteilen in Leber und Fettgewebe herstellen. Fette mit gesättigten Fettsäuren sind der Gesundheit nicht zuträglich und sollten insbesondere bei erhöhtem Cholesterinspiegel nicht in größeren Mengen gegessen werden.

Einfach ungesättigte Fettsäuren stammen vorwiegend aus Pflanzen, so zum Beispiel die Ölsäure in Olivenöl. Genau wie die gesättigten Fettsäuren sind sie für den Organismus entbehrlich. Sie sind in tierischen und pflanzlichen Lebensmitteln enthalten. Besonders reich an einfach ungesättigten Fettsäuren sind Oliven- und Erdnussöl sowie Haselnüsse.

Mehrfach ungesättigte Fettsäuren, die zum Beispiel reichlich in Rapsöl enthalten sind, verleihen dem Fett einen hohen Gesundheitswert. Die Linolsäure (Omega-6-Fettsäure) und die Alpha-Linolensäure (Omega-3-Fettsäure) sind zudem essenzielle Fettsäuren, also lebensnotwendig für den Körper. Sie senken das LDL-Cholesterin und die Triglyceride und erhöhen das HDL-Cholesterin.

> **!**
>
> Essenzielle Fettsäuren kann der Körper nicht selbst herstellen. Er ist darauf angewiesen, dass sie mit der Nahrung aufgenommen werden.

> Wenn von „schlechten" Fetten die Rede ist, sind vor allem gesättigte Fettsäuren – meist in tierischen Fetten – gemeint. Schlecht sind sie deshalb, weil sie das Risiko der Arterienverkalkung steigern und zu einem Anstieg des gesundheitsgefährdenden LDL-Cholesterins führen.

Übersicht: Fette, ihre Wirkungen, optionale Tagesmengen und Vorkommen

FETTSORTE	WIRKUNGEN IM KÖRPER	OPTIMALE TAGESMENGE BEI EINER GESAMT-ENERGIEZUFUHR VON 2.000 kcal	VORKOMMEN IN LEBENSMITTELN UND ÖLEN
Transfettsäuren	Sehr schädlich	max. 2 g	• In industriell hergestellten Backwaren, Süßwaren und Fertiggerichten • Außerdem in Fetten aus Rind- und Lammfleisch sowie Milchfetten und Butter
Gesättigte Fettsäuren	Ungünstig	22 g	• In tierischen Produkten wie Fleisch, Milch, Käse, Sahne etc. • Außerdem in Palmfett und Kokosfett
Einfach ungesättigte Fette	Günstig	22 g	• In pflanzlichen Ölen wie Olivenöl und Erdnussöl • In Nüssen
Mehrfach (zwei-fach) ungesättigte Fette: Omega-6, z. B. Linolsäure (essenziell)	Positive Wirkung, wenn nicht zu viel aufgenommen wird	12 g bis 17,6 g (Omega-6)	• Große Mengen in Sonnen-blumenöl, Distelöl und Walnussöl • Geringere Mengen in fast allen anderen Lebensmitteln
Mehrfach (dreifach) ungesättigte Fette: Omega-3, z. B. Alpha-Linolensäure (essenziell)	Besonders positiv	3 g bis 4,4 g (Omega-3)	• Große Mengen in fett-reichen Fischen, Rapsöl und besonders Leinöl • Geringere Mengen in Walnussöl und Hanföl

Besonders wertvoll: Omega-3-Fettsäuren

Für unseren Körper gesund und wertvoll sind ungesättigte Fettsäuren, insbesondere die mehrfach ungesättigten Fettsäuren, auch als Omega-Fettsäuren bezeichnet. Sie sind „ungesättigt", weil sie mindestens eine Doppelbindung aufweisen. Bei den Omega-3-Fettsäuren befindet sich die erste Doppelbindung an dritter Stelle vom Kettenende gezählt, bei den Omega-6-Fettsäuren an sechster Stelle. Die Position der ersten Doppelbindung, die Anzahl der Doppelbindungen insgesamt sowie die Kettenlänge (Anzahl der C-Atome) sind wichtig für den Stoffwechsel und die Funktion der jeweiligen Fettsäure.

Die wichtigsten Omega-3-Fettsäuren sind Alpha-Linolensäure, Eicosapentaensäure und Docohexaensäure. Alpha-Linolensäure ist in erster Linie pflanzlicher Herkunft, die beiden anderen Omega-3-Fettsäuren kommen dagegen vor allem in fettem Seefisch vor. Dabei gilt: Je kälter das Meerwasser ist, in dem die Fische leben, umso höher ist ihr Gehalt an Omega-3-Fettsäuren.

Die wichtigsten Omega-6-Fettsäuren sind Gamma-Linolensäure, Linolsäure und Arachidonsäure. Normale pflanzliche Fette und Öle enthalten wenig Omega-3-Fettsäuren, dagegen eher größere Mengen Omega-6-Fettsäuren wie Linolsäure.

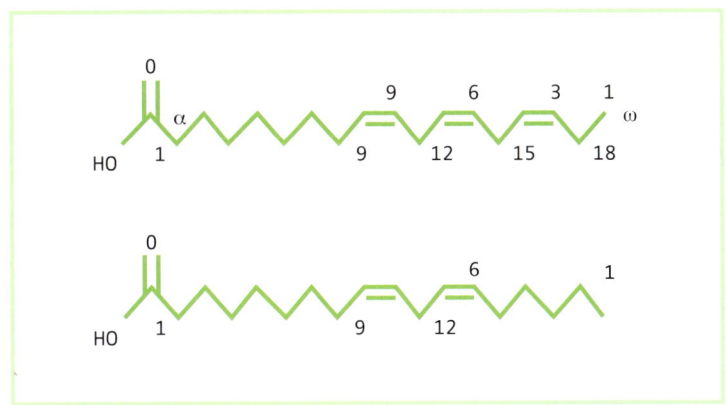

Chemische Formel von Omega-3-Fettsäure (oben) und Omega-6-Fettsäure (unten)

Das Verhältnis von Omega-3- zu Omega-6-Fettsäuren sollte 5:1 betragen, in dieser Kombination senken die Fette das Risiko für Herzinfarkt und Krebserkrankungen. Rapsöl und Leinöl, aber auch Nüsse sind zu empfehlen, da sie ein gutes Verhältnis der beiden Fettsäuren besitzen.

Omega-3- und
Omega-6-Fettsäuren
im Ungleichgewicht

Empfohlenes Verhältnis 1 : 5

Omega 3

Omega 6

Tatsächliches Verhältnis 1 : 15–30

Omega 3

Omega 6

!

Omega-3- und
Omega-6-Fett-
säuren schützen
nachweislich Herz
und Gefäße.

Omega-3-Fettsäuren spielen im Körper eine Rolle bei ...

- der Entwicklung von Gehirn und Nervensystemen, der Verbesserung des Gedächtnisses, dem Schutz vor Schlaganfällen
- der Regulierung von Blutdruck, bei der Blutdrucksenkung, der Herzfrequenz und Blutgerinnung
- Aufbau von Zellmembran und Muskeln
- der Regulierung des Hormonhaushalts und Schwangerschaft
- der Unterstützung des Immunsystems und der Entzündungshemmung im Darm

In der folgenden Tabelle ist aufgeführt, wie hoch der Anteil an gesättigten und ungesättigten Fetten in den verschiedenen Ölen und Fetten ist.

ÖLE UND FETTE	EINFACH UNGESÄTTIGTE FETTSÄUREN IN %	MEHRFACH UNGESÄTTIGTE FETTSÄUREN IN %	GESÄTTIGTE FETTSÄUREN IN %
Öle			
Distelöl	15	75	10
Erdnussöl	50	30	20
Kokosnussöl	6	2	86
Kürbiskernöl	17	75	8
Leinöl	19	72	9
Maiskeimöl	27	60	13
Olivenöl	73	8	19
Palmkernöl	15	2	83
Palmöl	46	8	46
Rapsöl	63	31	6
Sojaöl	25	60	15
Sonnenblumenöl	27	65	8
Walnussöl	20	71	9
Weizenkeimöl	9	71	20
Fette			
Butter	25	4	71
Diät-Margarine	25	55	20
Margarine	50	20	30
Milchfett	37	3	60
Rinderfett	45	5	50
Schweinefett	47	7	46

Quelle: Bundeslebensmittelschlüssel (BLS)

Wissenswertes über Fett

- Fett ist ein wichtiger Energiespender, der bei Bedarf schnell Kraft zur Verfügung stellt. Die Fettsäuren speichern im Körper also Energie.
- Das Unterhautfettgewebe schützt vor Kälte, Stößen und Druck. Innere Organe sind besser geschützt, wenn sie in ausreichend Fett eingebettet sind.
- Fette sind Geschmacksträger: Viele Aromen können sich im Essen erst durch die Zugabe von Fett voll entfalten.
- Fettlösliche Vitamine, wie beispielsweise Vitamin A, brauchen Fett, damit sie vom Körper aufgenommen und verwertet werden können.
- Und nicht zuletzt ist die Gesundheit des Gehirns und auch der Nervenbahnen von einer ausreichenden Versorgung mit hochwertigen Fetten abhängig. Hyperaktivität, Gedächtnisschwäche und Depressionen sowie Lernprobleme können durch eine gute Fettversorgung gemildert werden.

Männer nehmen im Durchschnitt täglich 92 Gramm zu sich, Frauen 68 Gramm. Das entspricht einem Anteil von 36 Prozent für die Männer und 35 Prozent für die Frauen an der gesamten Energiezufuhr. Diese Fettmenge ist nach aktuellen Studien etwas zu hoch, aber nicht bedenklich. Bedenklich ist vielmehr, dass zu viele gesättigte und zu wenig ungesättigte Fettsäuren zugeführt werden.

Wie viel Fett darf es sein?

Fett steht seit Jahren im Mittelpunkt der Forschung. Wie Sie schon gelesen haben, ist Fett nicht grundsätzlich schlecht oder gesundheitsschädlich, sondern es ist auch notwendig für den Körper. Dabei spielt jedoch die Art der Fette eine wichtige Rolle.

Die Grundnährstoffe Fett, Kohlenhydrate und Eiweiß sollten in einem ausgewogenen Verhältnis stehen. Die aktuellen Empfehlungen für Erwachsene lauten: 30 bis 35 Prozent Fett, 55 Prozent Kohlenhydrate und 15 Prozent Eiweiß. Bei hoher körperlicher Aktivität, in der Schwangerschaft oder der Stillzeit kann die Fettzufuhr über 35 Prozent betragen. Auch bei Kindern sollte der Anteil an Fett und Eiweiß in der Ernährung etwas höher liegen. Wird der Fettanteil erhöht, wozu einige Wissenschaftler inzwischen sogar raten, ist es wichtig, dass die zugeführten Fette ungesättigt sind und auf gesättigte Fettsäuren und natürlich Transfettsäuren weitgehend verzichtet wird.

Eine zu hohe Fettzufuhr begünstigt unter anderem Übergewicht. Ist der Anteil an gesättigten Fettsäuren und Transfettsäuren im Vergleich zu ungesättigten Fettsäuren zu hoch, sind erhöhte Blutfettwerte die Folge. Beides sind Risikofaktoren der koronaren Herzkrankheit.

Faustregel für die tägliche Fettaufnahme: 1/3 gesättigte Fettsäuren, 1/3 einfach gesättigte Fettsäuren, 1/3 mehrfach ungesättigte Fettsäuren.

Grundnährstoffe im ausgewogenen Verhältnis – die aktuellen Empfehlungen

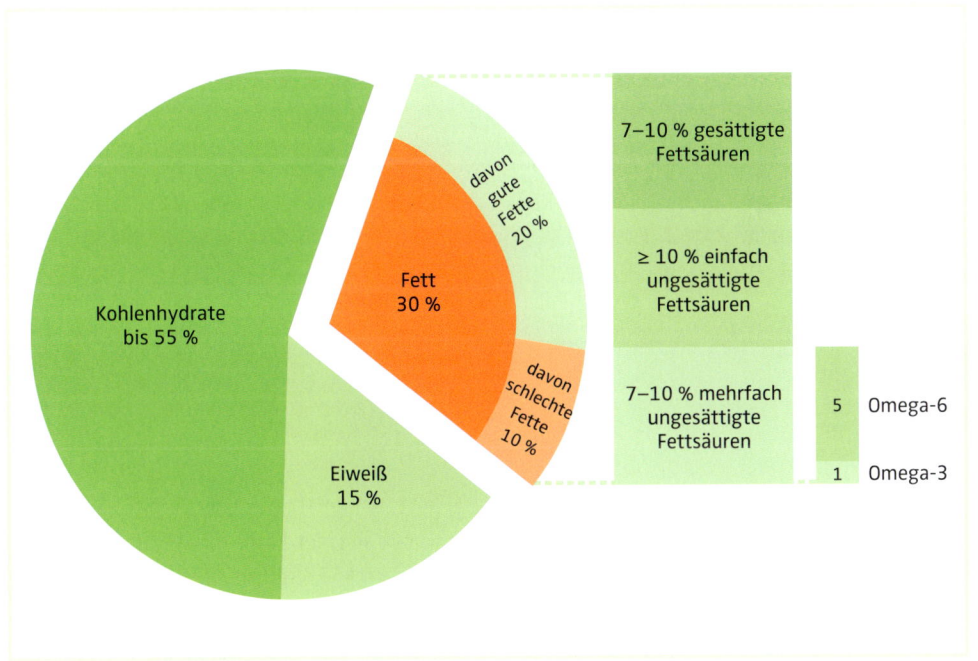

Wie viel Fett darf es in welchem Verhältnis sein? Empfohlene Mengen für die tägliche Fettzufuhr

FETTART	EMPFOHLENE ZUFUHR
Gesamtmenge an Fett	30 % der Gesamtenergiezufuhr*
Gesättigte Fettsäuren z. B. Butter, Vollmilch, Sahne, Käse, Schweineschmalz, Palmöl, Pommes frites, Kuchen	7 bis 10 % der Gesamtenergie-zufuhr (momentan sind es 15,7 % bei Männern und 15,4 % bei Frauen)
Einfach ungesättigte Fettsäuren z. B. Olivenöl	≥ 10 % der Gesamtenergiezufuhr
Mehrfach ungesättigte Fettsäuren z. B. Distel-, Raps-, Oliven-, Walnuss- und Sojaöl sowie Seefisch, Nüsse, Margarine	7 bis 10 % der Gesamtenergie-zufuhr (momentan sind es 4,8 % bei Männern und Frauen) Dabei sollte das Verhältnis von Omega-6-Fettsäuren zu Omega-3-Fettsäuren 5:1 betragen.
Transfettsäuren z. B. Fette aus Rind- und Lammfleisch, Milchfett, lange erhitzte Fette, Butter	Weniger als 1 % der Gesamt-energiezufuhr
Cholesterin	Maximal 300 mg täglich

* Unter Umständen sogar 35 bis 40 Prozent, lesen Sie dazu auf Seite 120.

Welche Rolle spielt das Cholesterin?

Wie oben beschrieben, sind Triglyceride Nahrungsfette, die den Körper mit Energie versorgen. Ein weiterer fettähnlicher Stoff ist das Cholesterin, das im Körper unter anderem ein wichtiger Baustein für die Zellwände ist. Cholesterin wird mit der Nahrung aufgenommen, der größte Teil wird jedoch vom Organismus hergestellt. Ein zu hoher Cholesterinwert ist schädlich, aber wie er zustande kommt, ist nicht ganz geklärt. Sicher ist, dass der Cholesterinwert stark von der Menge an Fett abhängt, die ein Mensch insgesamt zu sich nimmt. Vor allem die gesättigten Fettsäuren fallen ins Gewicht.

Damit das Cholesterin im Blut transportiert werden kann, wird es an bestimmte Eiweiße (Lipoproteine) gebunden. Je nach Art dieser Lipoproteine unterscheidet man zwischen LDL- und HDL-Cholesterin.

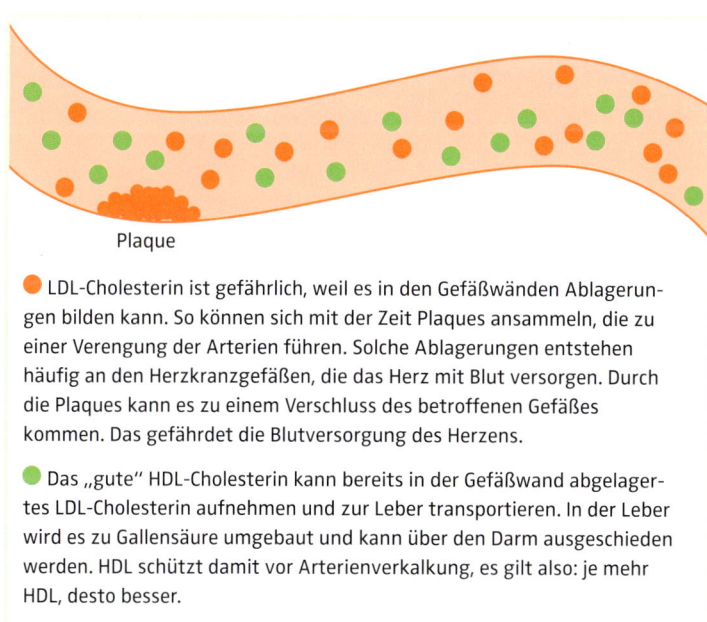

So schädigt Cholesterin die Arterien

Plaque

🟠 LDL-Cholesterin ist gefährlich, weil es in den Gefäßwänden Ablagerungen bilden kann. So können sich mit der Zeit Plaques ansammeln, die zu einer Verengung der Arterien führen. Solche Ablagerungen entstehen häufig an den Herzkranzgefäßen, die das Herz mit Blut versorgen. Durch die Plaques kann es zu einem Verschluss des betroffenen Gefäßes kommen. Das gefährdet die Blutversorgung des Herzens.

🟢 Das „gute" HDL-Cholesterin kann bereits in der Gefäßwand abgelagertes LDL-Cholesterin aufnehmen und zur Leber transportieren. In der Leber wird es zu Gallensäure umgebaut und kann über den Darm ausgeschieden werden. HDL schützt damit vor Arterienverkalkung, es gilt also: je mehr HDL, desto besser.

Gefährliche Transfettsäuren

Weltweit sind sich die Experten darüber einig, dass die Aufnahme von Transfettsäuren möglichst gering sein sollte. Transfettsäuren erhöhen den Cholesterinspiegel und gelten als Risikofaktor für Herz-Kreislauf-Erkrankungen, wie Arterienverkalkung, Bluthochdruck, Schlaganfall, Herzinfarkt etc.

Wenn Sie reichlich Transfettsäuren aufnehmen, müssen Sie damit rechnen, dass Ihr LDL-Cholesterin-Spiegel steigt und Ihr HLD-Cholesterin-Spiegel sinkt. Wie oben beschrieben, gilt LDL-Cholesterin als das Blutfett, das maßgeblich für die Entwicklung einer Gefäßverkalkung verantwortlich ist, daher kann sich ein hoher LDL-Cholesterin-Wert negativ auf den Körper auswirken. Hinsichtlich der Risikofaktoren für Herz-Kreislauf-Krankheiten sehen Mediziner ein hohes LDL-Cholesterin als ungünstig an und bezeichnen es umgangssprachlich als „schlechtes Cholesterin". Dem HDL-Cholesterin schreibt man hingegen eine gefäßschützende Wirkung zu, da es Cholesterin aus den Geweben – also auch aus der Gefäßwand – aufnimmt und zur Leber zurückbringt. Das „gute Cholesterin" sollte also nicht zu niedrig sein.

Zudem erhöhen Transfettsäuren die Triglyceride im Blut. Die Triglyceride haben keine so gravierende Bedeutung für die Gefäßverkalkung wie die anderen Blutfette. Sie können aber in engem Zusammenhang mit anderen Stoffwechselerkrankungen stehen, beispielsweise Diabetes mellitus und Gicht. Auch bei Leber- und Nierenleiden, Schilddrüsenunterfunktion, Entzündungen der Bauchspeicheldrüse, falscher Ernährung und zu hohem Alkoholkonsum findet man erhöhte Triglyceridmengen im Blut.

!

Transfettsäuren schädigen die Gesundheit. Nehmen Sie möglichst wenig dieser Fette zu sich!

Was sind Transfettsäuren?

Aber was sind Transfettsäuren überhaupt? Es sind mehrfach ungesättigte Fettsäuren, deren chemischer Aufbau sich nur minimal von den „normalen, guten" unterscheidet. Und in diesem Unterschied liegt das Problem. Transfettsäuren haben eine oder mehrere Doppelbindungen in der sogenannten trans-Konfiguration. In der Regel liegen ungesättigte Fettsäuren als cis-Konfiguration vor. Durch Hydrierung und Isomerisierung kann es nun zu Veränderungen der Konfiguration kommen: Es entstehen Transfettsäuren.

Diese speziell konfigurierten Fettsäuren entstehen auf natürliche Weise oder durch lebensmitteltechnologische Prozesse.

Fettsäure in cis-Konfiguration: Gebogenes Molekül

Fettsäure in trans-Konfiguration: Gerades Molekül

Margarine von heute ist praktisch Transfettsäuren-frei
Schon in den 1990er-Jahren wurde die Margarineherstellung umgestellt, sodass der Transfettsäuregehalt deutlich geringer ist als bei Butter. Dafür war es notwendig, die Rezepturen zu ändern. Früher wurden oftmals Pflanzenöle gehärtet, bis sie eine gewünschte Konsistenz hatten, und mit flüssigen Ölen gemischt. Bei dieser „Teilhärtung" entstehen Transfettsäuren. Um das zu vermeiden, mischen die Margarine-Hersteller heute flüssige Pflanzenöle wie Rapsöl mit von Natur aus festen Pflanzenfetten wie Palmöl oder Kokosfett. Dadurch wird die Margarine streichfähig, doch es entstehen keine Transfettsäuren. Der Transfettsäuregehalt in Margarine ist heute also, wie ich später noch ausführen werde, minimal.

Wie entstehen Transfettsäuren?

In der Natur entstehen Transfettsäuren beispielsweise bei Kühen durch Bakterien im Pansen, die ungesättigte Fettsäuren aus Gras, Streu, Mais oder anderem Mastfutter hydrieren. Aus den gesunden ungesättigten Fettsäuren bilden die Bakterien also ungesunde Transfettsäuren. Daher sind Milch, Butter und fettes Rindfleisch, aber auch die Milch und das Fettgewebe von anderen Wiederkäuern reich an Transfettsäuren. Natürlicherweise enthalten Milch- und Rinderfett drei bis fünf Prozent Transfettsäuren. In Lamm- und Hammelfett sind sogar etwas höhere Werte möglich. Schweinefleisch, Fisch, Geflügelfleisch und Eier sind frei von Transfettsäuren. Vegetarische Eiweißlieferanten wie Soja und andere Hülsenfrüchte enthalten ebenfalls keine Transfettsäuren.

In der **Lebensmittelindustrie** können auch Transfettsäuren entstehen. Und genau das hat in der Vergangenheit zu vielen Vorurteilen gegenüber Margarine geführt. Um Ölen eine andere Konsistenz zu geben, werden diese gehärtet. Bei sogenannten teilgehärteten Fetten entstehen dabei Transfettsäuren. Fetthär-

!

Transfettsäuren kommen in der Natur im Milchfett und im Fettgewebe von Wiederkäuern vor und können bei der Teilhärtung von Fetten entstehen.

tung lässt aus flüssigem Fett festes Fett entstehen. Durch die Hydrierung werden aus ungesättigten Fettsäuren gesättigte Fettsäuren. Bei der Teilhydrierung entstehen Fettsäuren in cis- und trans-Konfiguration.

Ungesättigte Fettsäuren sind flüssig, gesättigte Fettsäuren sind fest. Daher sind auch Öle mit einem hohen Gehalt an mehrfach ungesättigten Fettsäuren flüssig, wie beispielsweise Rapsöl oder Walnussöl. Öle mit einem hohen Gehalt an gesättigten Fettsäuren sind dagegen fest, zum Beispiel Kokosöl oder Palmkernöl.

Wenn Fette total gehärtet werden, enthalten sie keine Transfettsäuren. Diese entstehen nur, wenn Fette teilweise gehärtet werden. Für Sie bedeutet das, dass die von Ihnen verwendeten Lebensmittel nur gehärtete, aber keine teilgehärteten Fettsäuren enthalten sollen. Hochwertige Margarine – das ergab auch die große Transfettsäuren-Studie, die ich Ihnen ab Seite 35 vorstellen werde – enthält keine teilgehärteten Fette und ist damit praktisch frei von Transfettsäuren.

Transfettsäuren entstehen schließlich auch durch starkes und langfristiges Erhitzen von Ölen und Fetten. Beim Braten oder Frittieren in der eigenen Küche und natürlich auch im Restaurant, in der Imbissbude oder im „Fast-Food-Tempel" können vor allem bei Ölen, die für hohe Temperaturen ungeeignet sind, Transfettsäuren – wenn auch in geringen Mengen – entstehen. Wählen Sie zuhause zum Braten und Frittieren in jedem Fall Öle oder Fette aus, die dafür geeignet, also hoch erhitzbar sind. Wichtig: Auf richtige Temperaturen (Gebrauchsanweisung der Fritteuse) und geeignete Fette achten. Und das Fett regelmäßig erneuern.

Da Sie beim „Außerhausverzehr" niemals wissen, wie die Lebensmittel und Speisen zubereitet wurden, sollten Sie vorsichtshalber auf Pommes Frites, fettes Gebäck und Chips verzichten. Sie sind mehrfach ungesund: Sie enthalten reichlich Kalorien sowie gesättigte Fettsäuren und Transfettsäuren, sind aber arm an ungesättigten Fettsäuren.

!

Durch starkes und langfristiges Erhitzen entstehen Transfettsäuren!

Beim Einfrieren, Kochen oder Lagern von Lebensmitteln entstehen keine Transfettsäuren.

Wie bei der unvollständigen Fetthärtung Transfettsäuren entstehen

Unter Druck, hoher Temperatur und mit Hilfe eines Katalysators lagert sich Wasserstoff an die Doppelbindung der ungesättigten Fettsäuren an. Sie werden also gesättigt. Aus ungesättigten Fettsäuren flüssiger Öle entstehen gesättigte Fettsäuren fester Pflanzenfette. Läuft dieser Prozess nicht vollständig ab, entstehen als Zwischenprodukt in unterschiedlichem Ausmaß Transfettsäuren.

Heute werden für die Margarine-Herstellung die ungesättigten Fettsäuren einerseits vollständig gesättigt und es entstehen keine und extrem wenig Transfettsäuren oder es werden andererseits keine gehärteten Fette mehr eingesetzt.

Sowohl natürliche als auch industriell hergestellte Transfettsäuren sind schädlich

In Deutschland nehmen die meisten Menschen nur wenig mehr Transfettsäuren zu sich, als empfohlen wird. Aber wenn Sie die Nahrungsmittel und Speisen nicht richtig auswählen, kann es leicht zu einer übermäßigen Zufuhr kommen. Nach den D-A-CH-Referenzwerten, die für Deutschland, Österreich und die Schweiz gelten, soll der Konsum von Transfettsäuren weniger als 1 Prozent der Nahrungsenergie ausmachen. Insgesamt gilt: je weniger, desto besser. Bei einem Kalorienbedarf von 2.000 Kilokalorien sind das 2 Gramm.

Die Zufuhr an Transfettsäuren können Sie selbst leicht steuern, wenn Sie bei der Auswahl Ihrer Lebensmittel aufmerksam sind: Essen Sie wenig frittierte Produkte (Pommes frites, Kartoffelchips etc.), Gebäck aus Blätterteig, Kekse sowie bestimmte fettreiche Süßwaren wie Fertigkuchen, Nuss-Nougat-Creme oder auch preiswerte Kekse. Achten Sie bei verpackten Lebensmitteln auf die Zutatenliste: Wenn teilgehärtete Fette angegeben sind, ist mit einem höheren Gehalt von Transfettsäuren zu rechnen. Je weiter oben diese im Zutatenverzeichnis stehen, desto mehr ist davon im Produkt enthalten. Vorfrittierte Pommes frites können reichlich Transfettsäuen enthalten, bei der Zubereitung entstehen noch mehr.

!

Eine Portion Pommes frites kann schon 2,5 Gramm Transfettsäuren enthalten.

Lesen Sie die Zutatenliste
Gehärtete Fette und Öle müssen auf der Zutatenliste mit der Angabe „gehärtet" ausgewiesen werden, meist geschieht das über die Bemerkungen „enthält gehärtete Fette" oder „pflanzliches Fett, z. T. gehärtet". Ab 2015 muss zudem explizit ausgewiesen werden, ob es sich um teilgehärtete oder ganz gehärtete Fette handelt.

Wie eingangs gesagt, sind sich die Wissenschaftler weltweit darin einig, dass Transfettsäuren ungesund sind. Es ist eindeutig nachgewiesen, dass sowohl natürliche Transfettsäuren als auch industrielle Transfettsäuren eine negative Auswirkung auf die menschliche Gesundheit haben. Daher gilt: Je weniger Transfettsäuren Sie zu sich nehmen, desto besser ist das für Sie und Ihre Gesundheit!

Lange war nicht klar, ob Transfettsäuren natürlichen Ursprungs (wie in Butter, Rindfleisch, Milch etc.) die gleichen negativen Auswirkungen haben wie industrielle Transfettsäuren (in Frittiertem, in teilgehärteten Fetten etc.). Doch inzwischen gibt es Studien, die bestätigen, dass hier kein Unterschied besteht. So hat das Bundesinstitut für Risikobewertung 39 Studien ausgewertet und festgestellt, dass alle Transfettsäuren das gefährliche LDL-Cholesterin erhöhen und das gesunde HDL-Cholesterin senken. Je höher die Menge der aufgenommenen Transfettsäuren (natürliche und industrielle), desto deutlicher die negativen Auswirkungen. Auch steigt bei hoher Zufuhr von natürlichen sowie industriellen Transfettsäuren nach Auswertung des Bundesinstituts für Risikobewertung das Risiko für Herz-Kreislauf-Erkrankungen an: Transfettsäuren schädigen den Körper, indem sie Entzündungen im Körperinneren hervorrufen. Zudem wirken sie sich negativ auf den Cholesterinspiegel aus. Das bedeutet, dass durch den Einfluss der Transfettsäuren der Anteil an schlechtem Cholesterin erhöht wird, wogegen der Anteil an gutem Cholesterin sinkt. Damit steigt insgesamt das Risiko koronarer Herzerkrankungen.

Wer 5 Gramm von diesen Transfettsäuren pro Tag zu sich nimmt, der steigert damit die Wahrscheinlichkeit, einen Schlaganfall oder einen Herzinfarkt zu bekommen, um 25 Prozent. Außerdem stehen Transfettsäuren in Verdacht, Diabetes mellitus und auch die Darmerkrankung Morbus Crohn zu verursachen.

Eine Studie zeigte beispielsweise, dass Transfettsäuren natürlichen Ursprungs den Triglyceridspiegel um 14 Prozent erhöhen und das gute HDL-Cholesterin um 6 Prozent senken. Das Gesamtcholesterin steigt durch Transfettsäuren aus Wiederkäuerfett um 9 Prozent. In einer anderen Studie verzeichneten die Wissenschaftler unter einer „Butter-Diät" mit reichlich Transfettsäuren einen deutlichen Anstieg des gefährlichen LDL-Cholesterins. Der direkte Vergleich von 2,5 Gramm industriellen Transfettsäuren mit 2,5 Gramm natürlichen Transfettsäuren zeigte, dass beim Risiko für Herz-Kreislauf-Erkrankungen keine Unterschiede existieren. Meiden Sie also sowohl natürliche als auch industrielle Transfettsäuren, soweit es möglich ist.

Studien können auch fehlerhaft sein

Die Wissenschaft ist im ständigen Fluss. Jeden Tag werden viele Studien durchgeführt, abgeschlossen und in Fachzeitschriften publiziert. Die Ernährungsmedizin und Ernährungswissenschaft machen da keine Ausnahme. So ist nicht verwunderlich, dass gerade im Bereich Fett immer wieder neue Erkenntnisse gewonnen werden. Doch nicht jede Studie hält, was sie verspricht.

So kommen Rajiv Chowdhury und Mitarbeiter von der Cambridge Universität in England in einer Meta-Analyse aus 32 Beobachtungsstudien mit 530.525 Teilnehmern zu dem Ergebnis, dass der Anteil von gesättigten sowie einfach oder mehrfach ungesättigten Fettsäuren in der Ernährung keinerlei Einfluss auf die Häufigkeit der koronaren Herzkrankheit hat. Einzig der Verzehr von Transfettsäuren war mit einem erhöhten Erkrankungsrisiko verbunden.

Der renommierte Wissenschaftler Walter C. Willet von der Harvard School of Public Health kommentierte die Veröffentlichung von Chowdhury in der Fachzeitschrift „Annals of internal Medicine". Die Studie enthalte mehrere Fehler und Versäumnisse und die Schlussfolgerungen seien ernsthaft irreführend, schreibt Willet. Studien seien falsch interpretiert worden und wichtige Daten aus anderen Studien fehlten. Insgesamt seien die Schlussfolgerungen der Autoren unwichtig und sollten ignoriert werden, so Professor Walter Willet.

Inzwischen hat der Autor Rajiv Chowdhury in einem Kommentar selbst diverse Fehler eingeräumt und den Artikel entsprechend korrigiert. Nach seiner Meinung haben aber auch die vielen Mängel keinen Einfluss auf die wichtigsten Schlussfolgerungen seiner Meta-Analyse. Trotzdem wird die Studie weltweit in Wissenschaftlerkreisen stark kritisiert und ihr Ergebnis in Frage gestellt. So hat auch die Deutsche Gesellschaft für Ernährung (DGE) zu der Studie Stellung genommen: Die Experten schätzen die Rolle der gesättigten Fettsäuren in der Ernährung nicht anders ein als bisher, auch sie halten die Schlussfolgerungen der Meta-Analyse für irreführend:

- Die Studie berücksichtigt nicht den Austausch von gesättigten Fetten gegen andere Nahrungsbestandteile und bezieht sich somit auf unvollständige wissenschaftliche Daten.

- Denn nach aktuellen wissenschaftlichen Erkenntnissen geht es weniger darum, die Aufnahme von Gesamtfett und insbesondere gesättigter Fettsäuren zu reduzieren. Viel wichtiger ist es, was anstelle von gesättigten Fettsäuren gegessen wird.
- Denn der Austausch von gesättigten Fetten gegen Zucker oder schnell verdauliche Kohlenhydrate reduziert das Risiko für kardiovaskuläre Erkrankungen nicht, der Austausch gegen mehrfach ungesättigte Fette hingegen schon.

> **!**
>
> Der Austausch von gesättigten Fettsäuren gegen mehrfach ungesättigte Fettsäuren (Omega-3- und Omega-6-Fettsäuren) senkt das Risiko für Herz-Kreislauf-Erkrankungen um 40 Prozent.

Was ich Ihnen mit diesen Ausführungen sagen möchte: Es gilt nach wie vor, dass es gesundheitsförderlich ist, gesättigte Fettsäuren durch ungesättigte Fettsäuren zu ersetzen. Grundsätzlich sollten möglichst wenig gesättigte Fettsäuren und ausreichend ungesättigte Fettsäuren aufgenommen werden. Auch ist der Bedarf an essentiellen Fettsäuren zu decken. Omega-3-Fettsäuren haben eine große Bedeutung bei der Vorbeugung und Therapie verschiedener Krankheiten.

Und noch etwas: Wie bereits erwähnt, scheint es grundsätzlich angebracht, eine tägliche Fettzufuhr auch oberhalb von 35 Energieprozent zu tolerieren. Denn auch bei der Therapie von Diabetes mellitus und der Behandlung von Übergewicht werden in medizinischen Leitlinien inzwischen sowohl kohlenhydratreiche Kostformen, die gleichzeitig wenig Fett enthalten, als auch fettreiche Kostformen, die zugleich wenig Kohlenhydrate enthalten empfohlen. In der Behandlung von Übergewicht sind Low-Carb-Diäten und Low-Fat-Diäten scheinbar gleich effektiv.

Die große Transfettsäuren-Studie

Nachdem ich immer wieder gelesen habe, dass Margarine reichlich Transfettsäuren enthält und „gute Butter" fast schon zu einem gesunden Lebensmittel hochstilisiert wurde, wollte ich es ganz genau wissen. Was steckt denn nun wirklich in Butter und Margarine und welche Auswirkungen haben die Inhaltsstoffe auf die Gesundheit?

Intensive Recherchen in den medizinischen Datenbanken und in Veröffentlichungen über Nahrungsfette, andere Streichfette und deren gesundheitliche Auswirkungen ergaben kein überzeugendes Bild. Daher beschloss ich, selbst eine Untersuchung herkömmlicher Butter- und Margarine-Produkte in Auftrag zu geben, um eindeutige Fakten zu schaffen.

Dafür habe ich 19 Produkte ausgewählt, die in einem unabhängigen und zertifizierten Labor vom 11. bis 25. April 2014 umfassend untersucht und analysiert wurden. Das Institutszentrum der LUFA-ITL in Kiel, ein Labor der AGROLAB Group GmbH, ist seit über hundert Jahren insbesondere in der Lebensmittelanalytik tätig. Das LUFA-ITL-Labor erhielt von mir also den Auftrag, für 19 Produkte bestimmte Nährwerte und Inhaltsstoffe sowie die relative Verteilung der Fettsäuren in Prozent der Gesamtfettsäuren zu bestimmen.

Was wurde analysiert?

Analysiert wurden die folgenden Nährwerte und Inhaltsstoffe:

1. Fettfreie Trockenmasse
2. Kilojoule (kJ) pro 100 g
3. Kilokalorien (kcal) pro 100 g
4. Protein (Rohprotein)
5. Kohlenhydrate
6. Wassergehalt
7. Gesättigte Fettsäuren
8. Einfach ungesättigte Fettsäuren
9. Mehrfach ungesättigte Fettsäuren
10. Transfettsäuren
11. Rohasche
12. Rohfett
13. Cholesterin

Getestet wurden folgende 19 Produkte – ich habe mich für eine Auswahl aus bekannten Marken entschieden:

Butter und Butterprodukte

1. Unser Norden Deutsche Markenbutter
2. Hansano Butter
3. Kerrygold Original Irische Butter
4. Landliebe Butter
5. Meggle Alpenbutter
6. Weihenstephan Frische Butter
7. Kerrygold extra ungesalzen (Melange)
8. Arla Kaergården ungesalzen (Melange)
9. Butaris Feines Butterschmalz

Margarine und Margarineprodukte

1. Alnatura Margarine Dreiviertelfett
2. Alsan-S
3. Becel Classic
4. Deli Reform für meine Familie
5. Defi Reform Das Original
6. Delikata Frühstücks-Margarine
7. Gut & Günstig Pflanzenmargarine
8. Lätta Original
9. Rama
10. Vita D'or Pflanzenmargarine

Grundlagen für die Auswertung

Für die Auswertung habe ich mich auf die Inhaltsstoffe konzentriert, die den Körper am meisten beeinflussen:

- Transfettsäuren
- Gesättigte Fettsäuren
- Einfach ungesättigte Fettsäuren
- Mehrfach ungesättigte Fettsäuren
- Omega-3-Fettsäuren
- Cholesterin

Dies sind außerdem die Inhaltsstoffe, bei denen wir durch die Art unserer Ernährung beeinflussen können, wie viel wir davon zu uns nehmen. Im Folgenden werde ich die 19 analysierten Produkte unter jedem dieser Aspekte miteinander vergleichen. So erhalten Sie einen Wegweiser, der Ihnen aufzeigt, wie die einzelnen Produkte einzuschätzen sind.

Dabei habe ich insbesondere den Transfettsäuregehalt bewertet, da sowohl natürliche als auch industrielle Transfettsäuren negative Auswirkungen auf die Gesundheit des Menschen haben, wie ich bereits ausgeführt habe.

Wenn man Fettprodukte miteinander vergleicht, muss man sich darüber im Klaren sein, dass unterschiedliche Produkte einen unterschiedlichen Fettgehalt aufweisen können. Mit anderen Worten: Produkte mit einem höheren Gehalt an Rohfett können natürlich auch einen höheren Gehalt an gesättigten oder ungesättigten Fetten aufweisen als jene mit einem geringeren Rohfett-Gehalt. Zum Beispiel enthalten 100 Gramm Lätta Original nur 39,1 Gramm Rohfett, während 100 Gramm Weihenstephan Frische Butter 82,6 Gramm Rohfett enthalten. Da von einem fettärmeren Produkt jedoch nicht automatisch die doppelte oder mehrfache Menge verwendet wird, die verwendeten Mengen also in der Regel ähnlich sind, ist die Vergleichbarkeit dennoch gegeben.

Bewertung

Hier ist noch einmal kurz zusammengefasst, ob die einzelnen Fette grundsätzlich eher positiv oder eher negativ einzuordnen sind.

Die farbliche Markierung finden Sie auch bei den jeweiligen Auswertungen: Dort sind die Produkte je nach Ergebnis grün (positiv) oder rot (negativ) markiert.

INHALTSSTOFF	GESUNDHEITLICHE AUSWIRKUNG
Transfettsäuren	negativ
Gesättigte Fettsäuren	mengenabhängig negativ
Einfach ungesättigte Fettsäuren	neutral bis positiv
Mehrfach ungesättigte Fettsäuren	positiv
Omega-3-Fettsäuren	positiv
Cholesterin	mengenabhängig negativ

Die Ergebnisse der Studie auf einen Blick.

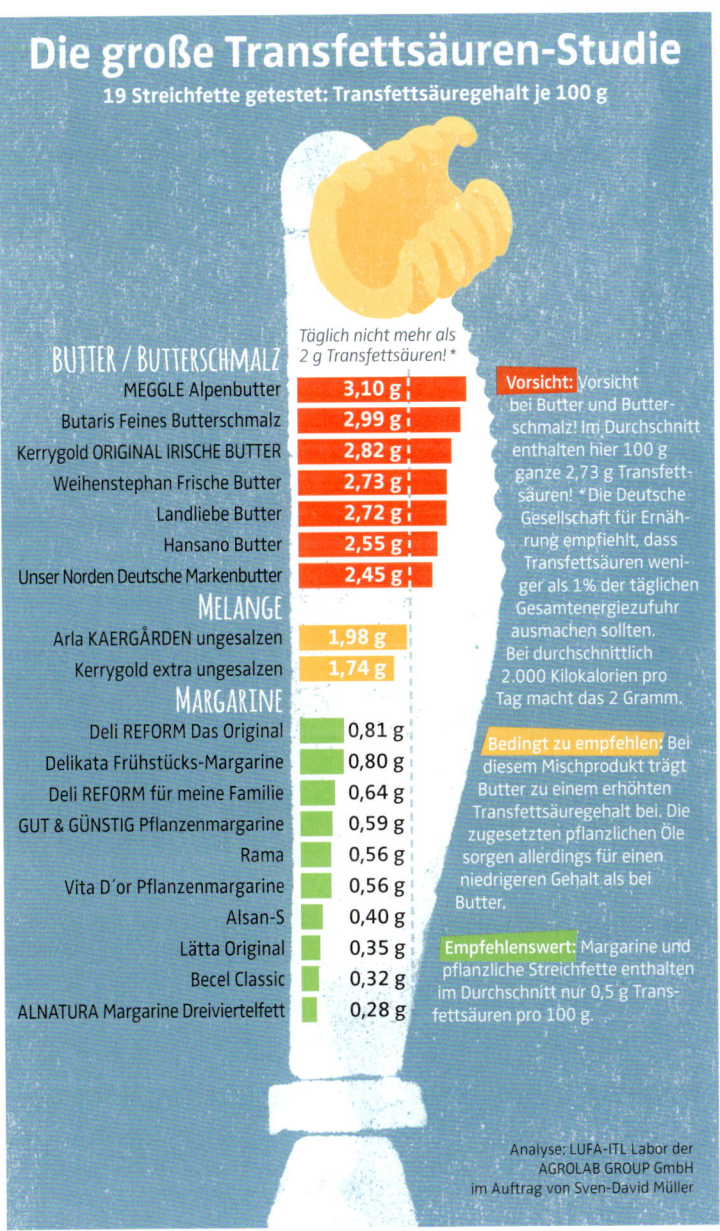

Die große Transfettsäuren-Studie

19 Streichfette getestet: Transfettsäuregehalt je 100 g

Täglich nicht mehr als 2 g Transfettsäuren! *

BUTTER / BUTTERSCHMALZ

MEGGLE Alpenbutter	**3,10 g**
Butaris Feines Butterschmalz	**2,99 g**
Kerrygold ORIGINAL IRISCHE BUTTER	**2,82 g**
Weihenstephan Frische Butter	**2,73 g**
Landliebe Butter	**2,72 g**
Hansano Butter	**2,55 g**
Unser Norden Deutsche Markenbutter	**2,45 g**

MELANGE

Arla KAERGÅRDEN ungesalzen	**1,98 g**
Kerrygold extra ungesalzen	**1,74 g**

MARGARINE

Deli REFORM Das Original	0,81 g
Delikata Frühstücks-Margarine	0,80 g
Deli REFORM für meine Familie	0,64 g
GUT & GÜNSTIG Pflanzenmargarine	0,59 g
Rama	0,56 g
Vita D´or Pflanzenmargarine	0,56 g
Alsan-S	0,40 g
Lätta Original	0,35 g
Becel Classic	0,32 g
ALNATURA Margarine Dreiviertelfett	0,28 g

Vorsicht: Vorsicht bei Butter und Butterschmalz! Im Durchschnitt enthalten hier 100 g ganze 2,73 g Transfettsäuren! * Die Deutsche Gesellschaft für Ernährung empfiehlt, dass Transfettsäuren weniger als 1% der täglichen Gesamtenergiezufuhr ausmachen sollten. Bei durchschnittlich 2.000 Kilokalorien pro Tag macht das 2 Gramm.

Bedingt zu empfehlen: Bei diesem Mischprodukt trägt Butter zu einem erhöhten Transfettsäuregehalt bei. Die zugesetzten pflanzlichen Öle sorgen allerdings für einen niedrigeren Gehalt als bei Butter.

Empfehlenswert: Margarine und pflanzliche Streichfette enthalten im Durchschnitt nur 0,5 g Transfettsäuren pro 100 g.

Analyse: LUFA-ITL Labor der AGROLAB GROUP GmbH im Auftrag von Sven-David Müller

Die Ergebnisse der Studie

Transfettsäuren (pro 100 g)

Meggle Alpenutter	3,10 g
Butaris Feines Butterschmalz	2,99 g
Kerrygold Original Irische Butter	2,82 g
Weihenstephan Frische Butter	2,73 g
Landliebe Butter	2,72 g
Hansano Butter	2,55 g
Unser Norden Deutsche Markenbutter	2,45 g
Kerrygold extra ungesalzen	1,74 g
Arla Kaergården ungesalzen	1,98 g
Deli Reform Das Original	0,81 g
Delikata Frühstücks-Margarine	0,80 g
Rama	0,56 g
Vita D'or Pflanzenmargarine	0,56 g
Gut & Günstig Pflanzenmargarine	0,59 g
Deli Reform für meine Familie	0,64 g
Alsan-S	0,40 g
Lätta Original	0,35 g
Becel Classic	0,32 g
Alnatura Margarine Dreiviertelfett	0,28 g

Auswertung

- Butter enthält bis zu elfmal mehr Transfettsäuren als Margarine.
- Die Margarinesorten enthalten im Schnitt 0,5 Gramm Transfettsäuren pro 100 Gramm Margarine. Die Butterprodukte enthalten im Schnitt 2,7 Gramm Transfettsäuren pro 100 Gramm Butter. Damit verbergen sich in Butter durchschnittlich fünfmal so viele Transfettsäuren wie in Margarine.
- Alnatura Margarine Dreiviertelfett und Becel Classic haben den geringsten Transfettsäuregehalt.
- Meggle Alpenbutter und Butaris Feines Butterschmalz haben den höchsten Transfettsäuregehalt.
- Insgesamt sind alle Butterprodukte reich an Transfettsäuren.
- Bei allen Margarinesorten waren nur äußerst wenige Transfettsäuren zu finden.

Empfehlung

Die Deutsche Gesellschaft für Ernährung empfiehlt, dass in der täglichen Ernährung möglichst wenig Transfettsäuren vorkommen sollten: weniger als 1 Prozent der Gesamtenergiezufuhr. Bei durchschnittlich 2.000 Kilokalorien macht das höchstens 2 Gramm pro Tag. Vor diesem Hintergrund ist Margarine zu bevorzugen.

Gesättigte Fettsäuren (pro 100 g)

Butaris Feines Butterschmalz	67,7 g
Weihenstephan Frische Butter	56,0 g
Hansano Butter	55,7 g
Unser Norden Deutsche Markenbutter	55,6 g
Landliebe Butter	55,6 g
Meggle Alpenbutter	54,9 g
Kerrygold Original Irische Butter	53,7 g
Alsan-S	41,8 g
Arla Kaergården ungesalzen	37,2 g
Kerrygold extra ungesalzen	35,7 g
Delikata Frühstücks-Margarine	25,1 g
Vita D'or Pflanzenmargarine	23,9 g
Deli Reform Das Original	22,2 g
Gut & Günstig Pflanzenmargarine	21,7 g
Rama	20,3 g
Deli Reform für meine Familie	20,1 g
Alnatura Margarine Dreiviertelfett	15,7 g
Lätta Original	14,2 g
Becel Classic	8,5 g

Auswertung

- Lätta Original und Becel Classic haben den geringsten Gehalt an gesättigten Fettsäuren.
- Butaris Feines Butterschmalz und Weihenstephan Frische Butter haben den höchsten Gehalt an gesättigten Fettsäuren.
- Mit Ausnahme von Alsan-S enthalten alle Margarinesorten weniger gesättigte Fettsäure als die Buttersorten.

Empfehlung

Da gesättigte Fettsäuren den Cholesterinspiegel in die Höhe treiben und so das Risiko für Herz-Kreislauf-Erkrankungen erhöhen, sollten Produkte mit einem hohen Gehalt gemieden werden. Margarine ist in dieser Hinsicht deutlich empfehlenswerter als Butter.

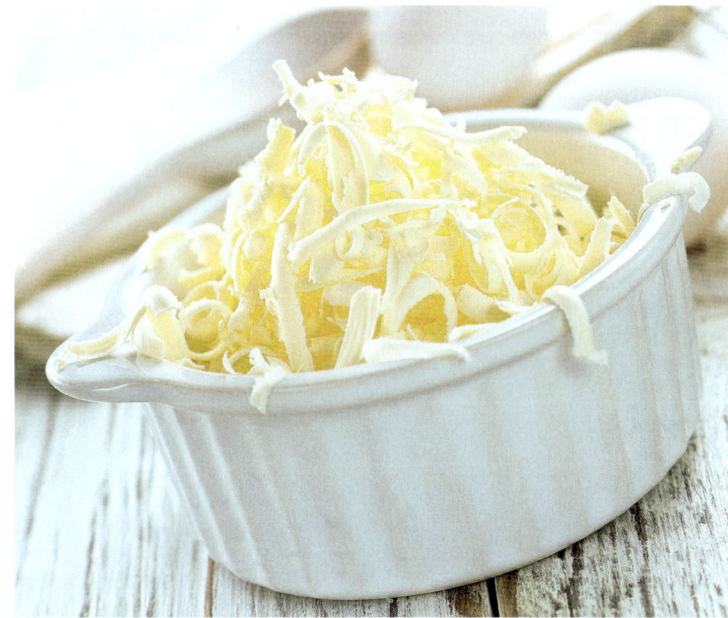

Wer auf seine Cholesterinwerte achten muss, greift am besten zu Diät-Margarine.

Einfach ungesättigte Fettsäuren (pro 100 g)

Deli Reform Das Original	41,3 g
Vita D'or Pflanzenmargarine	40,0 g
Delikata Frühstücks-Margarine	38,7 g
Gut & Günstig Pflanzenmargarine	36,9 g
Deli Reform für meine Familie	35,8 g
Rama	32,8 g
Alsan-S	27,5 g
Alnatura Margarine Dreiviertelfett	26,1 g
Arla Kaergården ungesalzen	26,0 g
Butaris Feines Butterschmalz	24,7 g
Kerrygold extra ungesalzen	21,4 g
Hansano Butter	20,4 g
Kerrygold Original Irische Butter	20,4 g
Landliebe Butter	20,3 g
Weihenstephan Frische Butter	20,2 g
Unser Norden Deutsche Markenbutter	20,1 g
Meggle Alpenbutter	19,7 g
Lätta Original	18,3 g
Becel Classic	10,7 g

Auswertung

- Becel Classic und Lätta Original haben den geringsten Gehalt an einfach ungesättigten Fettsäuren.
- Deli Reform Das Original und Vita D'or Pflanzenmargarine haben den höchsten Gehalt an einfach ungesättigten Fettsäuren.

- Es gibt ein gutes Mittelfeld, in dem sich sowohl Margarine- als auch Buttersorten befinden.
- Insgesamt befinden sich in den meisten Margarinesorten mehr einfach ungesättigte Fettsäuren als in den Buttersorten.

Empfehlung

Bei der Auswertung des Gehalts an einfach ungesättigten Fettsäuren fällt die Unterscheidung zwischen Margarine- und Buttersorten weniger deutlich aus. Einfach ungesättigte Fettsäuren sind zwar nicht so wertvoll wie mehrfach ungesättigte Fettsäuren, dennoch fördern auch sie die Gesundheit, z. B. durch Senkung des Cholesterinspiegels. Sie sind z. B. in Leinöl, Nüssen und Avocados enthalten, setzen Sie davon also gerne mehr auf den Speiseplan!

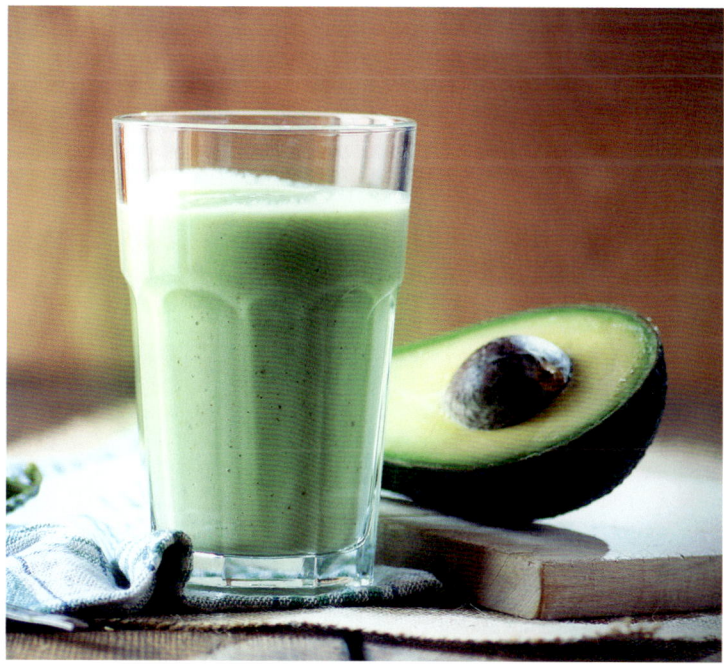

Avocados sind besonders reich an einfach gesättigten Fettsäuren.

Mehrfach ungesättigte Fettsäuren (pro 100 g)

Becel Classic	21,2 g
Deli Reform Das Original	17,6 g
Rama	16,6 g
Vita D'or Pflanzenmargarine	16,0 g
Delikata Frühstücks-Margarine	15,8 g
Deli Reform für meine Familie	14,8 g
Gut & Günstig Pflanzenmargarine	14,7 g
Alnatura Margarine Dreiviertelfett	14,2 g
Alsan-S	10,9 g
Arla Kaergården ungesalzen	7,13 g
Lätta Original	6,49 g
Kerrygold extra ungesalzen	4,45 g
Butaris Feines Butterschmalz	2,19 g
Landliebe Butter	1,98 g
Weihenstephan Frische Butter	1,9 g
Hansano Butter	1,89 g
Meggle Alpenbutter	1,87 g
Unser Norden Deutsche Markenbutter	1,8 g
Kerrygold Original Irische Butter	1,77 g

Auswertung

- Margarine enthält bis zu zwölfmal mehr mehrfach ungesättigten Fettsäuren als Butter.
- Kerrygold Original Irische Butter und Unser Norden Deutsche Markenbutter haben den geringsten Gehalt an mehrfach ungesättigten Fettsäuren.
- Becel Classic und Deli Reform haben den höchsten Gehalt an mehrfach ungesättigten Fettsäuren.
- Insgesamt befinden sich in den meisten Margarinesorten deutlich mehr mehrfach ungesättigte Fettsäuren als in den Buttersorten.

Empfehlung

Bei der Auswertung der mehrfach ungesättigten Fettsäuren zeichnet sich ein deutlicher Unterschied zwischen Margarine- und Buttersorten ab: Mit Ausnahme des Butterschmalzes liegen die Werte aller Buttersorten sogar unter 2 Gramm. Dabei sind die mehrfach ungesättigten Fettsäuren eindeutig die Gesündesten: Sie senken den Blutfettspiegel, wirken Blutgerinnseln entgegen und verringern das Risiko für Herz-Kreislauf-Erkrankungen. Sie stecken in fettem Fisch wie Lachs, Hering, Makrele (Omega-3-Fettsäuren), in Nüssen, Lein-, Walnuss- und Rapsöl. Davon unbedingt mehr auf den Teller!

Omega-3-Fettsäuren (pro 100 g)

Becel Classic	5,35 g
Deli Reform Das Original	4,55 g
Vita D'or Pflanzenmargarine	4,41 g
Delikata Frühstücks-Margarine	4,08 g
Deli Reform für meine Familie	3,89 g
Gut & Günstig Pflanzenmargarine	3,81 g
Rama	3,36 g
Alsan-S	2,90 g
Alnatura Margarine Dreiviertelfett	2,75 g
Arla Kaergården ungesalzen	2,13 g
Lätta Original	1,52 g
Kerrygold extra ungesalzen	1,42 g
Meggle Alpenbutter	1,30 g
Kerrygold Original Irische Butter	1,20 g
Weihenstephan Frische Butter	0,58 g
Butaris Feines Butterschmalz	0,50 g
Landliebe Butter	0,49 g
Hansano Butter	0,41 g
Unser Norden Deutsche Markenbutter	0,41 g

Auswertung

- Unser Norden Deutsche Markenbutter und Hansano Butter haben den niedrigsten Gehalt an Omega-3-Fettsäuren.
- Becel Classic und Deli Reform Das Original haben den höchsten Gehalt an Omega-3-Fettsäuren.
- Insgesamt befinden sich in den meisten Margarinesorten mehr Omega-3-Fettsäuren als in den Buttersorten.

Empfehlung

Omega-3-Fettsäuren sind die wertvollste Untergruppe der mehrfach ungesättigten Fettsäuren. Sie haben einen vielseitigen Gesundheitsschutz: Sie sind für die Entwicklung von Gehirnleistung und Sehkraft schon während der Schwangerschaft und dann für die gesunde Entwicklung des Neugeborenen unverzichtbar. Darüber hinaus ist bekannt, dass langkettige Omega-3-Fettsäuren Herz und Kreislauf schützen. Sie wirken sich günstig auf die Blutfettwerte, die Fließeigenschaften des Blutes, den Blutdruck und den Herzrhythmus aus. Da insgesamt in den meisten Margarinesorten bis zu viermal mehr Omega-3-Fettsäuren als in den Buttersorten zu finden sind, kann man Margarine hier als empfehlenswert bezeichnen.

Cholesterin (pro 100 g)

Becel Classic	nicht nachweisbar
Alsan-S	nicht nachweisbar
Deli Reform Das Original	< 1 mg
Rama	< 1 mg
Delikata Frühstücks-Margarine	1,1 mg
Alnatura Margarine	1,1 mg
Gut & Günstig Pflanzenmargarine	1,2 mg
Lätta Original	1,4 mg
Vita D'or Pflanzenmargarine	1,7 mg
Deli Reform für meine Familie	1,9 mg
Arla Kaergården ungesalzen	138 mg
Kerrygold extra ungesalzen	141 mg
Kerrygold Original Irische Butter	199 mg
Hansano Butter	209 mg
Weihenstephan Frische Butter	213 mg
Landliebe Butter	214 mg
Meggle Alpenbutter	215 mg
Unser Norden Deutsche Markenbutter	220 mg
Butaris Feines Butterschmalz	261 mg

Auswertung

- Die Margarineprodukte weisen einen deutlich – teilweise um das Hundertfache – geringeren Cholesterinwert auf als die Buttersorten.
- In Becel Classic und Alsan-S wurde kein Cholesterin gefunden.
- Butaris Feines Butterschmalz und Unser Norden Deutsche Markenbutter haben den höchsten Cholesteringehalt.
- Insgesamt sind alle Margarinesorten nahezu cholesterinfrei oder im Gegensatz zu Butterprodukten, die reichlich Cholesterin enthalten, extrem cholesterinarm.

Empfehlung

Eine wichtige Ernährungsregel, um den Cholesterinspiegel zu senken, lautet: Ungesättigte Fettsäuren durch gesättigte Fettsäuren ersetzen. Neben einem grundsätzlich geringen Gehalt an Cholesterin sollte also auch darauf geachtet werden. Daher meine Empfehlung: Verzichten Sie auf Butter und verwenden Sie stattdessen Margarine.

!

Wer seine Gesundheit fördern möchte, sollte als Streichfett oder zum Braten, Backen etc. Margarine verwenden.

Gesamtauswertung

Die Ergebnisse der Studie von 19 Butter- und Margarineprodukten zeigen: Margarine ist in puncto Fette gesünder als Butter. Im Vergleich zu den Buttersorten enthalten die Margarinesorten weniger ungesunde Fettsäuren und mehr besonders gesunde Fettsäuren. Insbesondere beim Cholesteringehalt sind die Unterschiede zugunsten von Margarine enorm.

Sie sollten Butter möglichst selten und in geringen Mengen verzehren. Ihren Bedarf an Omega-3-Fettsäuren und ungesättigten Fettsäuren decken Sie über Margarine und hochwertige Pflanzenöle (Raps-, Lein- und Walnussöl) sowie Nüsse und Samen (insbesondere Walnüsse).

Vielleicht denken Sie aber auch: Da will mir ein Wissenschaftler die „gute Butter" vermiesen. Ich sehe nicht ein, warum ich meine liebgewonnenen Ernährungsgewohnheiten umstellen soll! – Woher kommt dieses unbeirrbare Festhalten an der „guten Butter"? Ganz einfach: Gewohnheiten zu ändern gehört zu den kompliziertesten Prozessen im menschlichen Leben. Zudem möchte sich niemand gerne eingestehen, dass er sich falsch verhalten hat.

Doch Fakten sind Fakten. Und die Fakten, die sich aus den Ergebnissen der wissenschaftlichen Untersuchung ergeben, zeigen, dass Butter der Margarine in Hinblick auf gesundheitliche Inhaltsstoffe unterlegen ist.

Ich kann Ihr Verhalten nicht ändern, das können nur Sie! Lassen Sie die Ergebnisse der großen Transfettsäuren-Studie auf sich wirken und treffen Sie Ihre ganz persönliche Entscheidung.

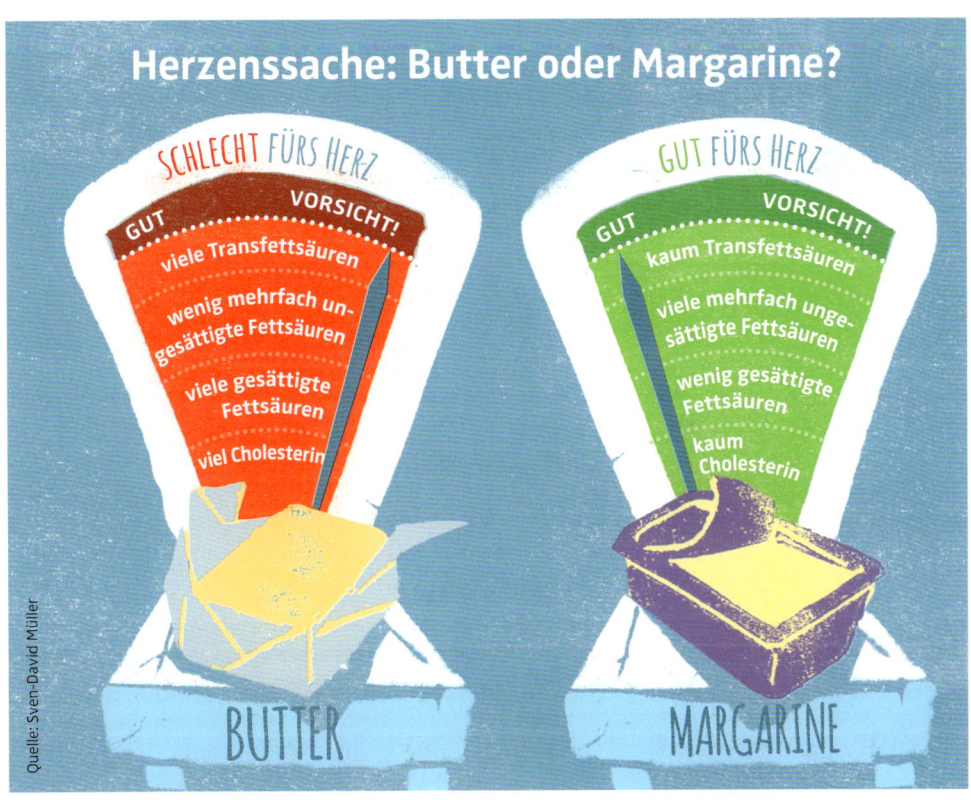

Bei Fetten schlägt die Waage Richtung Margarine aus.

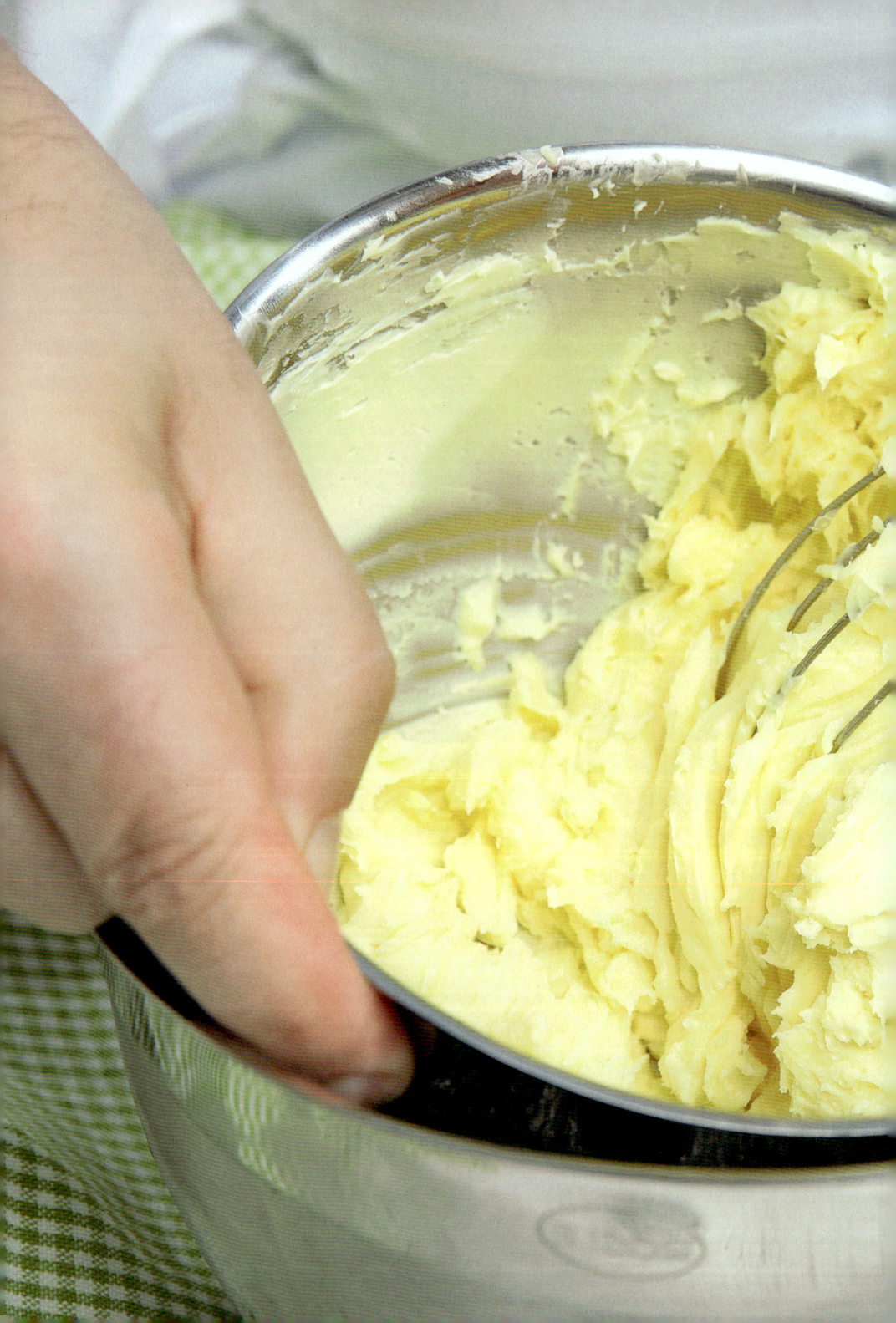

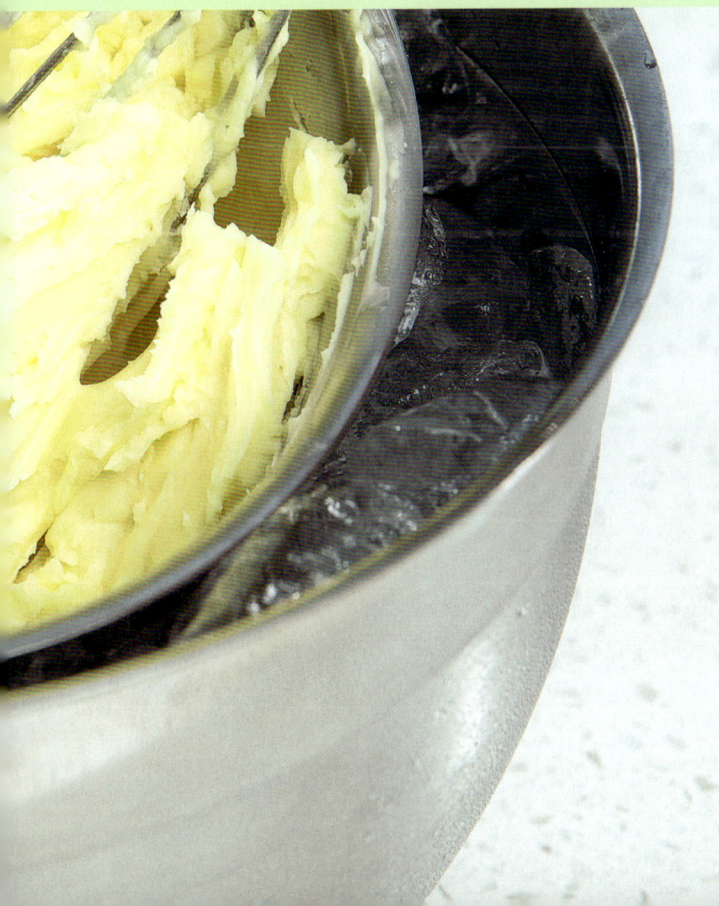

MARGARINE UNTER DER LUPE

Was ist alles in Margarine enthalten? Ist es überhaupt ökologisch vertretbar, Margarine zu essen? Wie wird Margarine hergestellt? Was ist gesünder: Butter oder Margarine? Über Margarine kursieren viele Gerüchte, denen ich in diesem Kapitel nachgehe. Was ist daran richtig, was ist daran falsch? Machen Sie sich ein eigenes Bild.

Was ist in der Margarine drin?

Weiter oben wurde schon erwähnt, dass Margarine aus Pflanzen-öl und Wasser oder Milch besteht. Doch das ist natürlich nicht alles. Zum einen gibt es noch ein paar mehr Inhaltsstoffe, zum anderen muss das Ganze zu der cremigen Masse verarbeitet werden, die wir uns so gerne frisch aus dem Kühlschrank auf das Frühstücksbrötchen streichen.

Die Hauptbestand-teile von Margarine sind Pflanzenöle.

In der folgenden Tabelle sind alle Bestandteile von Margarine aufgeführt.

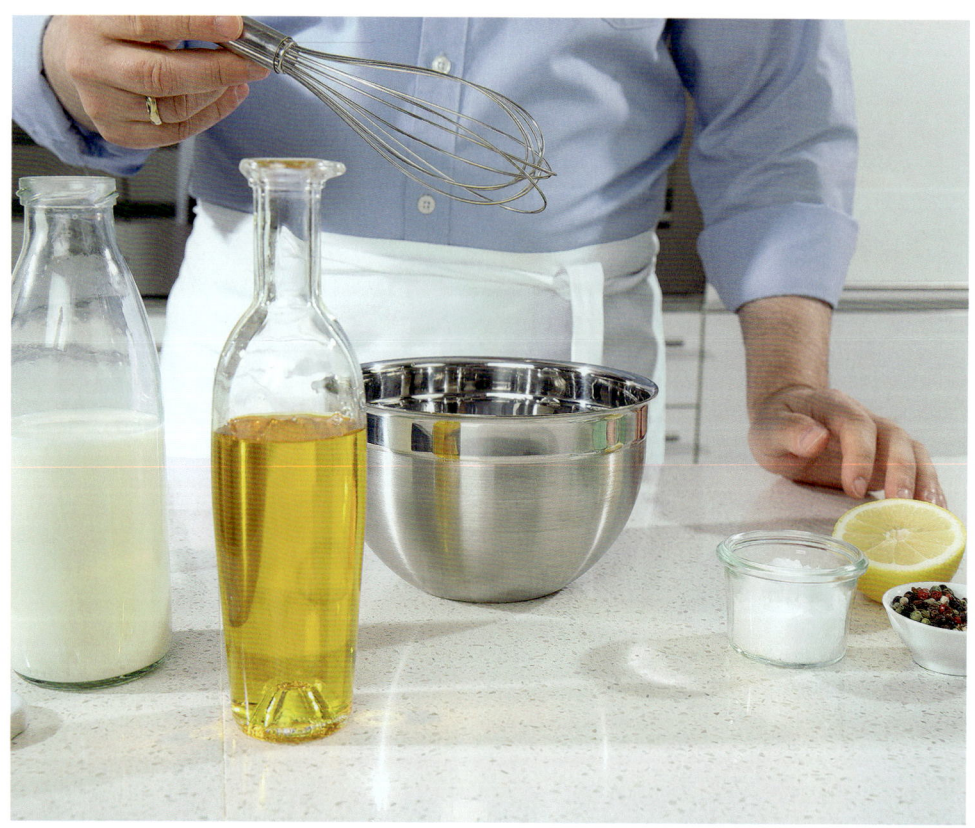

Die Bestandteile von Margarine

BESTANDTEILE	MENGE IN PROZENT	BEISPIELE
Öl/Fett	80 %	Rapsöl, Sonnenblumenöl, Sojaöl, Palmöl, Kokosfett
Emulgatoren	0,2–0,6 %	Lecithin (Sonnenblumen- oder Sojalecithin)
Milchbestandteile	< 6 %	Sauermilch, Dickmilch, Buttermilch, Sauermolke, Süßmolke
Speisesäuren	Spuren	Zitronensäure, Milchsäure, Zitronensaft
Salz	0,1–0,3 %	Speisesalz
Aromen	Spuren	öl- und wasserlöslich
Wasser	20–60 %	Trinkwasser
Vitamine	1500 (I.E.)	Vitamin A
	100 (I.E.)	Vitamin D
	100–300 (mg/kg)	Vitamin E
Gelatine, Milchproteine		in fettreduzierter Margarine
Farbstoffe	Spuren	Betacarotin (Provitamin A), bei Bioprodukten in der Regel mit Karottensaft

Öl bzw. Fett ist der wichtigste Bestandteil von Margarine. Neben den flüssigen Ölen wie Raps-, Lein-, Maiskeim-, Soja- oder Sonnenblumenöl enthält sie auch immer ein Pflanzenfett, das sie streichfähig macht. In der Regel ist das Palmöl, in seltenen Fällen auch Kokosöl.

Bei den flüssigen Ölen wird am häufigsten Rapsöl verwendet. Im Folgenden wird beschrieben, wie Rapsöl gewonnen wird.

Ein wichtiger Bestandteil der Margarine: Rapsöl

Rapsöl ist eines der beliebtesten Öle in der deutschen Küche und auch in der Küche vieler anderer europäischer Länder. Seit 2009 steht es an der Spitze der Beliebtheitsskala aller Speiseöle in Deutschland, vier von zehn Ölflaschen in Deutschland enthalten Rapsöl. Rapsöl stammt vorwiegend aus der Europäischen Union, 12 Prozent des weltweiten Anbaus stammen aus Deutschland.

Rapsöl wird aus den Samen der Rapspflanze gewonnen. Der Ölgehalt der Samen liegt zwischen 40 und 50 Prozent. Im Jahr 2013 haben die Bundesbürger insgesamt 75,2 Millionen Liter Rapsöl gekauft. Die Gründe für den Zuspruch seitens der Verbraucher sind die vielfältigen Einsatzmöglichkeiten von Rapsöl und sein hoher Stellenwert in einer gesunden Ernährungsweise. Dass Raps in Deutschland angebaut wird, ist ein weiterer Pluspunkt. Sozusagen aus deutschen Landen frisch in die Küche und in die Margarine.

Die Herstellung von Rapsöl

Wenn die gelben Rapsblüten im Sommer verblüht sind, wird der Raps geerntet. Die Rapssaat wird gründlich gewaschen, so werden alle nach der Ernte verbliebenen Pflanzenteile von der Saat getrennt. Um einen bitteren Geschmack zu vermeiden, werden anschließend die schwarzen Schalen der Rapssaat entfernt.

Die verbliebenen gelben Kerne werden getrocknet, zermahlen und gepresst oder extrahiert, wobei zwischen zwei Verfahren unterschieden werden kann:

!

Natives Pflanzenöl entsteht durch Kaltpressung. Raffiniertes Pflanzenöl wurde heiß gepresst und anschließend wurden verschiedene Bestandteile entfernt.

- Kaltpressung mittels einer Ölmühle, bei der natives Pflanzenöl entsteht. Die Ölausbeute ist mit diesem Verfahren meist geringer.
- Heißpressung in einer Ölmühle mit anschließender Extraktion, bei der die Schleimstoffe des Pflanzenöls mit Lösungsmitteln herausgelöst werden, und Raffination, um das Öl zu reinigen und haltbar zu machen.

Die nach dem Pressvorgang verbleibende Rapssaatmasse wird aufgrund ihres hohen Rests an Eiweiß und Energie als Tierfuttermittel weitergenutzt.

Das Pflanzenöl wird nach der Heißpressung nochmals gefiltert und raffiniert, um seine Qualität zu schützen. Hierbei werden unerwünschte Komponenten wie freie Fettsäuren, Metalle, Schmutz oder andere Stoffe, die im unraffinierten Öl enthalten sein können, entfernt. Die wesentlichen Schritte der Raffination sind:

- Entschleimung durch Heißwasser, Dampf oder verdünnte Säuren: Es werden Schleimstoffe entfernt, die das Öl trüben und die Haltbarkeit beeinträchtigen.
- Entsäuerung: Bei der Entsäuerung werden freie und kurzkettige Fettsäuren beseitigt, die den Geschmack beeinflussen und ebenfalls den Verderb beschleunigen würden.
- Bleichung: Mittels Bleicherde (natürliche Kieselerde) werden unerwünschte Farbstoffe und Reste von Verunreinigungen durch Spurenmetalle und Schwefelverbindungen abgetrennt.
- Dämpfung bzw. Desodorierung: unter Einwirkung von Wasserdampf werden alle restlichen unerwünschten Stoffe wie Geruchs- und Geschmacksstoffe, flüchtige Komponenten und etwaige Pestizide aus dem Öl entfernt.

Das Ergebnis ist ein hochwertiges Öl in Speiseölqualität. Es ist hellgelb, geruchs- und geschmacksneutral.

Die verschiedenen Prozesse der Behandlung des Öls führen zu keinen gesundheitlich negativen Effekten – im Gegenteil: Raffiniertes Öl ist besser haltbar und enthält praktisch keine unerwünschten Stoffe mehr. Es ist sozusagen reines Pflanzenöl – ohne Schadstoffe.

Rapsöl gehört übrigens zu den gesündesten Ölen. Im Vergleich zu Oliven- oder Sonnenblumenkernöl besitzt es mit nur 7 Prozent den niedrigsten Gehalt an gesättigten Fettsäuren. Au-

!

Das raffinierte Öl ist länger haltbar und kann gut weiterverarbeitet werden.

ßerdem enthält Rapsöl mehr Omega-3-Fettsäuren und einen höheren Anteil an ungesättigten Fettsäuren. Zu den unterschiedlichen Fettsäuren lesen Sie mehr auf Seite 16.

Streichfähig ohne teilgehärtete Fette
Um Margarine streichfähig zu machen, wird neben dem flüssigen Rapsöl auch ein festes Pflanzenöl benötigt. Meistens ist das Palmöl, das bei Zimmertemperaturen von Natur aus fest ist. Durch die Verwendung von festen Pflanzenölen ist es in der Margarine-Industrie nicht mehr erforderlich, teilgehärtete Fette einzusetzen. Daher ist Margarine heute praktisch frei von Transfettsäuren, denn diese können nur vorkommen, wenn Margarine aus teilgehärteten Ölen hergestellt wird (siehe Seite 28).

Palmöl macht Margarine streichfähig

Wie oben schon gesagt: Wäre Margarine flüssig, würde sie nur aus Rapsöl bestehen. Um sie streichfähig zu machen, ist ein festes Fett notwendig, in der Regel wird Palmöl verwendet. Es ist reich an gesättigten Fettsäuren und frei von Transfettsäuren und trägt dadurch dazu bei, dass sich in Margarine heute so gut wie keine Transfettsäuren mehr befinden.

Palmöl wird aus den Früchten der Ölpalme gewonnen, das Fruchtfleisch enthält ungefähr 50 Prozent Öl. Ein Drittel der 148 Millionen Tonnen Pflanzenöl, die weltweit jährlich gewonnen werden, ist Palmöl. Das Palmöl wird seit über tausend Jahren in der menschlichen Ernährung verwendet. Besonders in Asien und Afrika ist es traditioneller Bestandteil der täglichen Kost – so wie Olivenöl in der mediterranen Küche.

Für viele Produkte wird übrigens eine Mischung aus Palmöl und Palmkernfett verwendet. Je nach Produkt ist mal mehr Palmöl und mal mehr Palmkernfett dabei. Beide sind bei Raumtemperatur fest, sie haben aber ein unterschiedliches Schmelzverhalten. Das Palmkernfett wird aus den Kernen der Ölpalmenfrüchte gewonnen, die einen Fettgehalt von ca. 40 bis 52 Prozent besitzen. Palmkernfett hat einen höheren Anteil an gesättigten Fettsäuren als das Palmöl und wird vor allem in der Süßwarenindustrie eingesetzt, z. B. für Glasuren. Bei der Margarineherstellung wird es zusammen mit Palmöl verwendet.

Vielseitige Verwendung von Palmöl
In vielen asiatischen und afrikanischen Ländern ist Palmöl das wichtigste Fett in der Küche und bei der Herstellung von Lebensmitteln. Wegen seiner natürlichen Eigenschaften wie neutralem Geruch, neutralem Geschmack, spezifischer Struktur und Festigkeit wird Palmöl aber auch weltweit verwendet. Es ist beispielsweise Bestandteil von Backwaren, Schokolade, Süßwaren, Margarine oder Kartoffelchips. Neben dem Einsatz als Speiseöl, Koch- und Streichfett wird es auch für die Produktion von Kerzen, Seife, Waschmitteln, Kosmetikprodukten und Kraftstoffen (Biodiesel) genutzt.

Palmöl nachhaltig produzieren

Die ursprüngliche Heimat der Ölpflanze ist Afrika, heute wird sie hauptsächlich in Malaysia, Indonesien und Südamerika angebaut. 80 Prozent der weltweiten Palmöl-Produktion stammen aus Indonesien und Malaysia. Der Anbau von Ölpalmen ist nicht unproblematisch, denn der ständig wachsende Plantagenanbau ist Hauptursache für das Verschwinden der letzten Regenwälder und indigenen Kulturen Indonesiens. Jedes Jahr verliert der riesige Inselstaat rund zwei Millionen Hektar Regenwald, das entspricht etwa der Hälfte der Niederlande! Das hat Folgen für die Umwelt: Der Regenwald ist weltweit von größter klimatischer Bedeutung und auch die Tierwelt wird zunehmend in Mitleidenschaft gezogen.

Das heißt jedoch nicht, dass Palmöl abzulehnen ist, denn insbesondere der Ertragreichtum der Pflanzen macht sie zu einem

> **!**
>
> Die Ölausbeute der Ölpalme ist zehnmal höher als bei Soja, achtmal höher als bei Sonnenblumen und sechsmal höher als bei Raps.

wichtigen wirtschaftlichen Faktor. Die Ölausbeute bei der Ölpalme ist über fünfmal höher als bei anderen ölhaltigen Pflanzen, so kann auf vergleichsweise geringer Fläche ein großer Teil des weltweiten Bedarfs an Pflanzenölen gedeckt werden – ein wichtiger Aspekt, bedenkt man das rasante Bevölkerungswachstum.

Aus den Früchten der Ölpalmen stammen 33 Prozent des weltweit eingesetzten Pflanzenöls. Aber die Palmen nehmen nur 7 Prozent der insgesamt für Ölsaaten benötigten Fläche in Anspruch. Würde man also Palmöl durch andere Pflanzenöle ersetzen, käme es praktisch zu einer Umweltkatastrophe, da dafür noch mehr Wälder abgeholzt bzw. Flächen gerodet werden müssten. Die Auswirkungen für die Umwelt wären extrem. Zudem ist Palmöl ein wichtiger Wirtschaftsfaktor beispielsweise für Südostasien. Wenn Plantagen gut geführt werden, tragen sie zum lokalen Wirtschaftswachstum bei und können die Armut auf dem Land deutlich verringern. Ein Arbeiter auf einer Palmölplantage kann bis zu 36 Euro täglich verdienen, im Reisanbau ist es meist weniger. Die Palmölproduktion sichert den Lebensunterhalt von rund 25 Millionen Indonesiern. Darunter sind auch viele Kleinbauern, die damit ihre Familien ernähren.

Es kommt also auf das Wie der Produktion an. Die Herstellung muss ökonomisch, ökologisch und sozial verträglich sein. Um dorthin zu kommen, arbeitet der WWF unter anderem am „Runden Tisch für nachhaltiges Palmöl" (RSPO) mit. Dieser Roundtable on Sustainable Palm Oil wurde 2003 gegründet. Es handelt sich dabei um einen internationalen Zusammenschluss aus Produzenten, Händlern, Industrieunternehmen, Banken und Nichtregierungsorganisationen. Dort werden Regeln, Prozesse und Zertifizierungskriterien für nachhaltiges Palmöl entwickelt. Ziel ist ein optimaler Anbau von Ölpalmen und der größtmögliche Schutz der Natur und Bauern.

Wichtige Ziele sind:
- Keine Rodung von besonders schützenswerten Wäldern für neue Plantagen
- Umweltbewusste Produktion
- Respektierung der Rechte der lokalen Bevölkerung
- Respektierung von Arbeitnehmerrechten

2008 wurde das erste RSPO-zertifizierte Palmöl (CSPO) nach Europa geliefert. Seitdem ist die Produktion von nachhaltigem Palmöl stark gestiegen und beträgt mittlerweile rund 10 Prozent der weltweiten Palmölproduktion. Bereits 1 Million Hektar wurden von unabhängigen Gutachtern überprüft.

Ungefähr 14 Prozent der weltweiten Produktion ist mittlerweile RSPO zertifiziert, kein anderes Zertifizierungssystem hat diese Reichweite. Bleibt der Wunsch, dass die Margarine-Industrie sich für den Ausbau der Zertifizierung einsetzt und wo immer möglich auf zertifiziert angebautes Palmöl zurückgreift.

! Hauptziel des RSPO sind nachhaltige Anbau- und Produktionsmethoden für Palmöl, um den Regenwald zu erhalten. Weitere Informationen zum Zertifizierungsprogramm finden Sie unter www.rspo.org.

Palmöl in der Margarine

Verglichen mit vielen anderen pflanzlichen Ölen hat Palmöl einen sehr hohen Anteil an gesättigten Fettsäuren: 79 Prozent finden sich in Palmkernöl, 50 Prozent in Palmöl. Dazu im Vergleich: In Sonnenblumenöl beträgt der Anteil an gesättigten Fettsäuren 12 Prozent, in Olivenöl 15 Prozent, in Rapsöl 8 Prozent. Je mehr gesättigte Fettsäuren enthalten sind, desto fester wird das Fett. Palmöl und Kokosfett sind daher auch bei Zimmertemperatur fest, Rapsöl, Sonnenblumenöl, Olivenöl etc. sind hingegen flüssig.

Da gesättigte Fettsäuren jedoch vor allem in tierischen Fetten enthalten sind, enthält Margarine trotz des Anteils an Palmöl insgesamt weit weniger gesättigte Fettsäuren als Butter. Es darf nicht vergessen werden, dass gesättigte Fettsäuren im Übermaß zugeführt die Gesundheit schädigen können.

! Kokosfett hat mit 87 Prozent den größten Anteil an gesättigten Fettsäuren.

!

Auf Seite 26 erhalten Sie ausführliche Informationen zu Transfettsäuren.

Durch die optimale Mischung von festem Palmöl und hochwertigem Rapsöl hat Margarine zwei Vorteile: Sie ist streichfähig und praktisch frei von Transfettsäuren, da das Palmöl – oder auch das Kokosöl, das ebenfalls als Zutat dienen kann – die Teilhärtung von Fetten unnötig macht. Nicht zuletzt ermöglicht Palmöl eine lange Haltbarkeit des Produktes und sorgt für eine angenehme Konsistenz der Margarine.

Kleines Pflanzenöl-Lexikon

In Margarine stecken nicht nur Rapsöl und Palmöl oder Kokosfett. Das Spektrum der Pflanzenöle, die zur Herstellung von Margarine genutzt werden, ist groß.

Distelöl

Distelöl (Safloröl) wird aus den reifen Samen der Färberdistel (Saflorpflanze) gewonnen. Es ist nur selten in Margarine zu finden und wird speziell zur Herstellung von Diätmargarine eingesetzt. Distelöl ist extrem reich an ungesättigten Fettsäuren und sollte daher nicht hoch erhitzt werden. Es kann bis zu 80 Prozent Linolsäure (Omega-6-Fettsäure) enthalten. Distelöl ist mild im Geschmack und optimal für die kalte Küche.

Kokosöl

Kokosfett oder Kokosöl wird aus dem getrockneten Fruchtfleisch der Früchte der Kokospalme gewonnen. Kokosöl ist reich an gesättigten Fettsäuren, daher ist es schon bei 20 °C fest. Es wird auch in der Produktion von Margarine verwendet, denn es sorgt für eine gute Streichfähigkeit. Kokosöl hat einen leicht nussigen Geschmack.

Leinöl

Leinöl zeichnet sich durch seinen hohen Gehalt an Omega-3-Fettsäuren aus, kein anderes Pflanzenöl enthält mehr davon. In

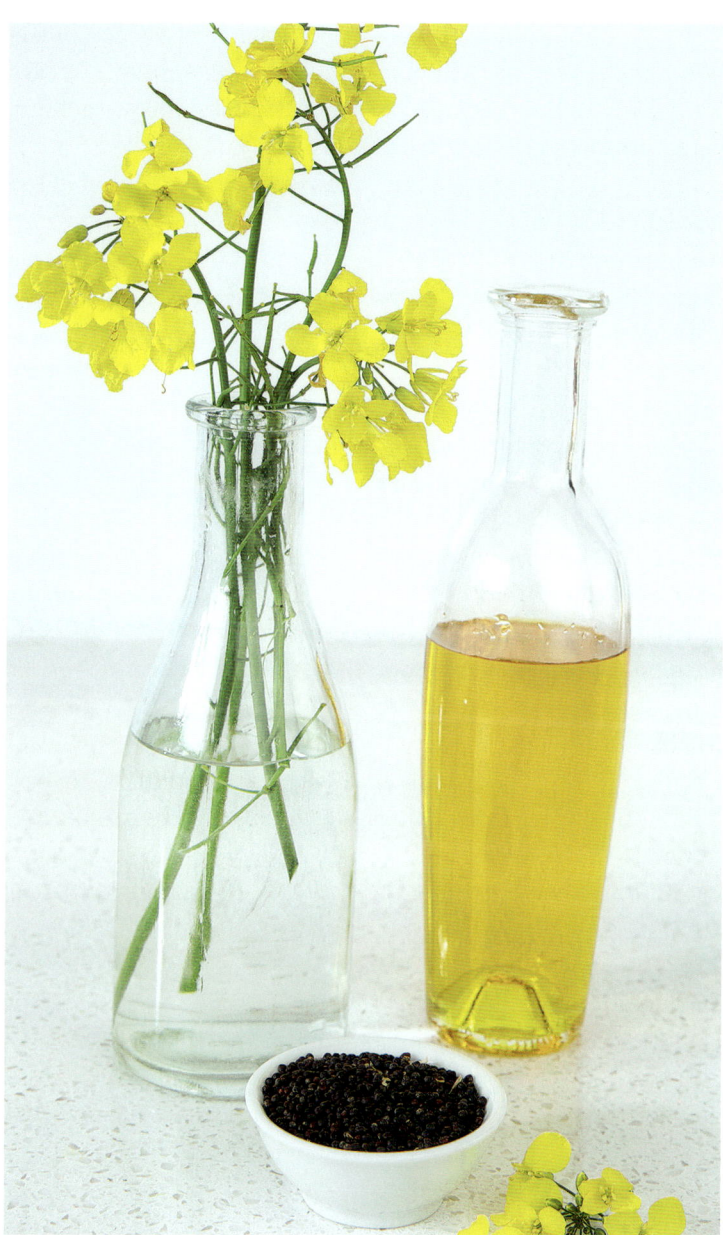

Rapsblüte, -öl und
-saat. Der Raps wird
geerntet, sobald
die Saat schwarz
geworden ist.

vielen Margarinesorten ist Leinöl enthalten. Es hat einen nussig intensiven Geschmack und sollten nicht stark erhitzt werden. Das Öl ist angebrochen nur kurz haltbar und sollte daher rasch verbraucht werden.

Olivenöl

In der mediterranen Ernährung hat das Olivenöl einen festen Platz. Olivenöl wird aus den Oliven des Olivenbaums gewonnen. Es ist reich an einfach ungesättigten Fettsäuren, enthält aber wenig mehrfach ungesättigte Fettsäuren. Im Handel wird Olivenöl überwiegend als natives Olivenöl (oder natives Olivenöl extra) angeboten. Wird es nur als Olivenöl bezeichnet, handelt es sich um eine Mischung aus nativem und raffiniertem Olivenöl. Natives Olivenöl sollte nur in der kalten Küche – also beispielsweise in Salaten – Verwendung finden, da es leicht verbrennt und nicht hoch erhitzbar ist. Raffiniertes bzw. einfaches Olivenöl eignet sich auch zum Braten oder Schmoren. Für Fans der Mittelmeerküche bietet die Margarine-Industrie „Olivenölmargarine" an.

> **!**
>
> Natives Öl wurde kalt gepresst, raffiniertes Öl wurde heiß gepresst.

Sojaöl

Natives Sojaöl schmeckt mild und eignet sich gut für die Herstellung von Salatdressings. Zum Braten und Frittieren sollte aber raffiniertes Sojaöl verwendet werden. Es enthält ebenso wie Rapsöl alle wichtigen Fettsäuren und ist reich an ungesättigten Fettsäuren. Einige Margarinesorten enthalten Sojaöl.

Sonnenblumenöl

Das native Sonnenblumenöl hat einen ausgeprägten Eigengeschmack. In der raffinierten Form ist Sonnenblumenöl ein optimales Öl für die „heiße" Küche. In der Margarine-Industrie wird es sehr häufig eingesetzt. Sonnenblumenöl ist reich an mehrfach ungesättigten Fettsäuren.

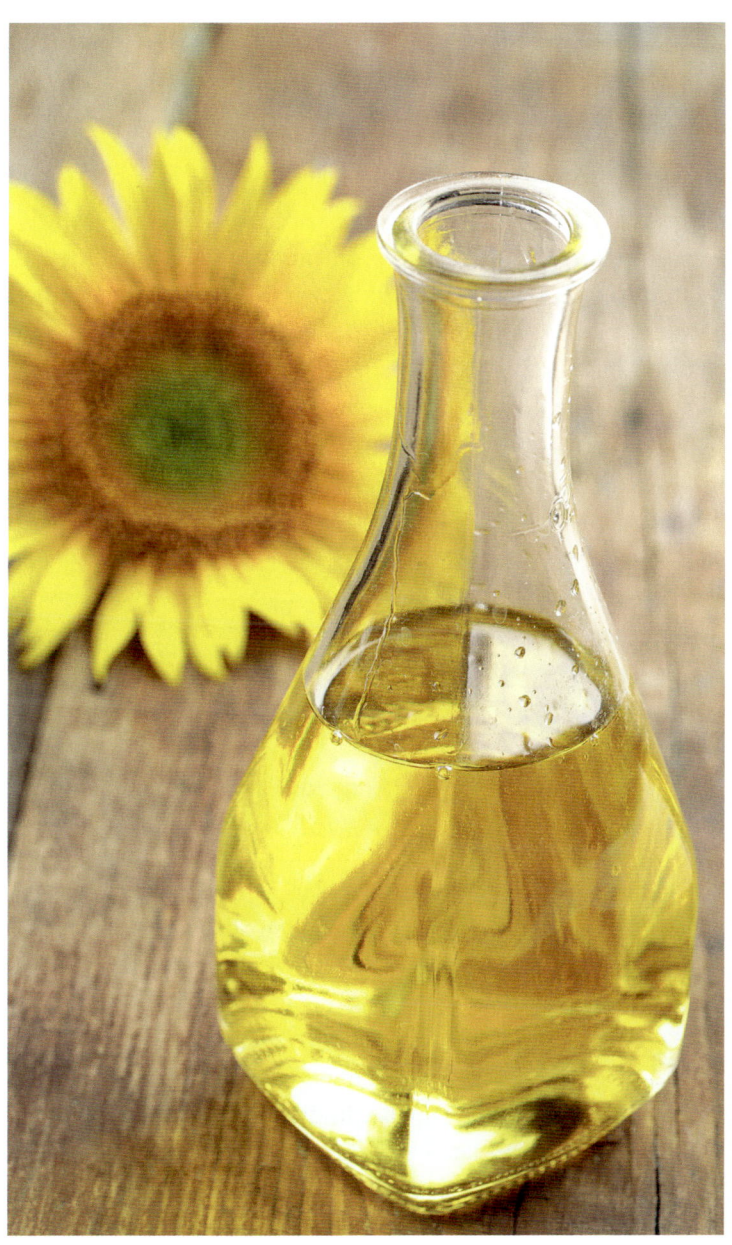

Raffiniertes Sonnen-
blumenöl ist ein
optimales Öl für die
„heiße" Küche.

Weizenkeimöl

Weizenkeimöl ist oft eine Zutat von Margarine, die im Reformhaus gekauft werden kann. Es ist reich an einfach und mehrfach ungesättigten Fettsäuren sowie Vitamin E. Weizenkeimöl ist ein mildes Öl und hat in nativer Form einen milden, nussartigen Geschmack. Es ist ein wertvolles Salatöl und eignet sich gut zur Kombination mit anderen Ölen, so auch für die Herstellung von hochwertiger Margarine. Aufgrund seines hohen Vitamingehaltes besitzt Weizenkeimöl diätetische Bedeutung in der Säuglings- und Krankenernährung.

Ölproduktion weltweit
- Sojabohnen: 260,9 Millionen Tonnen
- Palmfrüchte: 233,8 Millionen Tonnen
- Rapssamen: 62,5 Millionen Tonnen
- Kokosnüsse: 59,2 Millionen Tonnen
- Sonnenblumenkerne: 40,2 Millionen Tonnen
- Oliven: 19,8 Millionen Tonnen
- Sesamsamen: 4,1 Millionen Tonnen
- Leinsamen: 1,6 Millionen Tonnen

So wird Margarine hergestellt

Neben Öl besteht Margarine auch aus Trinkwasser. Solch eine Wasser-Öl-Emulsion lässt sich bekanntlich nur schwer mischen, denn Öl verbindet sich eigentlich nicht mit Wasser. Daher wird Margarine in vier Phasen hergestellt.

Die Fettphase

In der Fettphase wird der jeweilige Mix aus flüssigem und festem Fett mit fettlöslichen Vitaminen, wie beispielsweise Vitamin A, D und E, und natürlichen Aromastoffen zu einer Masse vermischt.

Die Öle sind hierbei für die gesundheitliche Qualität der Margarine verantwortlich, während die von Natur aus festen Pflanzenfette wie Palmöl die Konsistenz und das Schmelzverhalten der Margarine beeinflussen.

Pflanzenöl für die Margarine optimieren

Früher wurden verschiedene Möglichkeiten eingesetzt, um die Pflanzenöle für die Fettmischung zu optimieren. Die molekularen Bestandteile der Öle wurden in komplizierten physikalischen und chemischen Prozessen bearbeitet, um beispielsweise die Fette zu härten, den Schmelzpunkt zu verändern, die Konsistenz zu verbessern und die Haltbarkeit zu erhöhen. Erst dann war es möglich, aus den verschiedenen Fetten eine homogene Masse zu erhalten.

Heute werden die Fette mithilfe enzymatischer Prozesse bearbeitet, es werden von Natur aus feste mit flüssigen Ölen vermischt und die Fette müssen unter anderem nicht mehr gehärtet werden. So sind Margarinefettmischungen heute weitgehend frei von gehärteten Komponenten und daher auch praktisch frei von Transfettsäuren.

Für alle, die es genauer wissen wollen: Es gibt vier verschiedene Möglichkeiten, das Pflanzenöl zu optimieren, das für die Fettmischung eingesetzt werden:

1. **Blending:** Das physikalische Mischen von verschiedenen Ölen und Fetten.
2. **Fraktionierung**: Die Kristallisation und anschließende Trennung der Fraktion mit dem höheren Schmelzpunkt durch Filtration.
3. **Umesterung oder Interesterifikation:** Der intermolekulare Austausch von Fettsäuren im Ölmolekül.
4. **Vollständige Härtung (Hydrierung):** Die Sättigung der Doppelbindungen mit Wasserstoff.

In Europa spielt die Teilhärtung seit Jahren in der Herstellung von Margarine keine Rolle mehr. Früher wurden Fettblends häufig mit chemischen Umesterungsgemischen auf der Basis gehärteter Einzelkomponenten durchgeführt. Heute werden überwiegend enzymatische Umlagerungsgemische in Kombination mit Fettfraktionen der natürlichen Fettrohstoffe angewendet. So sind Margarinefettblends heute praktisch frei von gehärteten Komponenten und daher auch praktisch frei von Transfettsäuren. Heute wird nur noch Punkt 1 – also Blending durchgeführt. Es werden von Natur aus feste mit flüssigen Ölen vermischt.

Die Wasserphase

In einem zweiten, separaten Mischprozess wird Wasser mit Speisesalz, eventuell mit Milchproteinen (zum Beispiel aus Joghurt, Buttermilch oder Süßmolke), mit Konservierungsstoffen und Zitronensäure (bei Bioprodukten häufig in Form von Zitronensaft) vermengt und anschließend bei 85 °C pasteurisiert. Das macht die Margarine lange haltbar.

Die Emulsionsphase

Damit sich beide Phasen miteinander verbinden lassen, werden Emulgatoren beigefügt. Dies sind meist Mono- und Diglyceride von Speisefettsäuren, zum Beispiel aus Palmfett, oder Lecithine aus beispielsweise Sonnenblumenkernen. Mono- und Diglyceride entstehen auch im menschlichen Stoffwechsel und sind gesundheitlich unbedenklich. Lecithin ist ebenfalls gesund und wird sogar als Medikament zur Senkung des Cholesterinspiegels eingesetzt. In einem luftdichten Behälter entsteht durch Rühren, Kühlen und Kneten die Margarine, wie wir sie kennen.

Um die Emulsion anschließend dauerhaft zu stabilisieren, wird sie gekühlt, sodass sich Fettkristalle bilden. Die festen Fette bilden somit eine Art Schwamm, in denen die Wassertröpfchen eingelagert werden. Je nach Fettgehalt ist die Struktur von Back-

!

In der Emulsionsphase kommen Wasser- und Fettphase zusammen, werden vermischt und anschließend abgekühlt.

und Streichfetten unterschiedlich. Eine Vollfettmargarine ist weicher und streichzarter als eine Halbfettmargarine, die mehr Wasser und weniger Fettkristalle enthält.

Die Verpackungsphase
Der Verpackungsvorgang geht heute vollautomatisch vonstatten: Die Margarinepackungen werden befüllt, dosiert, versiegelt und mit einem Deckel geschlossen. Anschließend werden sie in Kisten verpackt und für den Transport vorbereitet.

Von der Milch zur Butter

Dass die Butter heute nicht mehr von der Almbäuerin in ihrem Butterfass gestampft und geknetet wird, das ist uns allen bewusst. Doch Butter herzustellen wird von vielen immer noch eher als „natürlicher Vorgang" eingeschätzt. Die Vorstellung, dass aus Milch auf natürlichem Wege Sahne wird und man diese nur lange genug schlagen muss, damit sie automatisch zu Butter wird, ist jedoch falsch. Hinter der Herstellung von Butter steckt ein langer und überaus komplexer Prozess, der in großen Milchfabriken vonstattengeht. Die Butterherstellung ist industrialisiert, kontrolliert und standardisiert. Wie sonst sollte dieses Produkt so günstig und in Massen zur Verfügung stehen?

Die Rohmilch wird in der Molkerei angeliefert und in einem Separator zentrifugiert. Dabei trennt eine mechanische Großzentrifuge in nur wenigen Sekunden Rahm (Milchfett) und Magermilch voneinander. Dem Rahm wird im nächsten Schritt gezielt wieder Magermilch zugegeben, um den Fettgehalt der Butter genau einzustellen.

Danach wird der Rahm erhitzt und pasteurisiert. Dazu wird er auf 90 bis 105 °C erhitzt, für einige Sekunden heiß gehalten und dann wieder auf 13 bis 16 °C abgekühlt. Dabei werden alle natür-

! Butter wird ebenso wie Margarine in der Fabrik hergestellt. Butter kommt in der Regel nicht vom Bauern!

lichen Mikroorganismen abgetötet, wodurch der Rahm länger haltbar gemacht wird. Der Vorgang der Pasteurisierung ist in Deutschland und der EU nach europäischen Milchhygiene-Richtlinien gesetzlich vorgeschrieben.

Dem Rahm werden nun Buttereikulturen (Bakterien) hinzugefügt, damit der typische Buttergeschmack entsteht, danach kommt die Reifung: Für die in Deutschland verbreitete Sauerrahmbutter setzt man dem Rahm Milchsäurebakterien zu und lässt ihn etwa 20 Stunden reifen. Süßrahmbutter wird ohne Zusatz von Milchsäurebakterien hergestellt.

Im nächsten Schritt wird die Masse gekühlt, so werden die Fetttröpfchen auf die Verbutterung vorbereitet. In einer großen Buttermaschine, die aus einem Schläger, einer Trommel und einem Kneter besteht, wird diese Masse dann so lange geschlagen, bis sich die Butterkörner von der Buttermilch trennen. Danach werden die Butterkörner so lange maschinell geknetet, bis auch der letzte Rest der Buttermilch abgetrennt ist. Übrig bleibt eine geschmeidige, aromatische Buttermasse.

In einer Abfüllanlage und Ausformmaschine wird die Butter dann vollautomatisch in Quader geschnitten und abgepackt oder in Becher gefüllt. Um sie transportfähig und noch länger haltbar zu machen, wird sie anschließend noch einmal abgekühlt.

!

Für kein anderes Milchprodukt wird so viel Milch verwendet wie für Butter. Für 1 Kilo Butter braucht man 18 bis 25 Liter Milch – oder 2,5 Liter Rahm. Das bedeutet einen enormen Verbrauch von Ressourcen.

!

Die selbstgemachte Butter kann nach Belieben mit etwas Salz, Gewürzen oder mit Kräutern gewürzt werden. Oder auch mit Senf, Meerrettich, Tomatenmark, Oliven.

Butter selbst herstellen

Butter können Sie übrigens – genau wie Margarine – selbst herstellen. Dazu die Sahne einfach so lange mit dem Handrührgerät schlagen, bis kleine Flöckchen entstehen, auf denen sich Flüssigkeit bildet. Bei der Flüssigkeit handelt es sich um Buttermilch. Die Butterflöckchen gibt man nun in ein Sieb und drückt die Buttermilch mit Hilfe eines Löffels aus der Butter heraus. Die Butter kann auch vorsichtig geknetet werden, damit die Buttermilch abfließt. Diese können Sie abschütten und weiterverwenden. Mit etwas Zucker oder auch pur ist sie ein leckeres und nahezu fett-freies Erfrischungsgetränk.

Im Anschluss können Sie die Butter in eine beliebige Form bringen. Damit sie richtig fest wird, muss die Butter im Kühl-schrank aufbewahrt werden.

Butter oder Margarine?

Nun haben Sie viel über Margarine und Butter erfahren, auch ei-nige Vergleiche wurden bereits angestellt. Doch was können wir daraus schließen? Ist Margarine besser als Butter? Oder ist Butter besser als Margarine? Oder haben beide Produkte ihre Vor- und Nachteile?

Bei der Verwendung im Haushalt gibt es zwischen Butter und Margarine nur wenige Unterschiede. Margarine hat den Vorteil, dass sie auch direkt aus dem Kühlschrank verwendet gut streich-fähig ist. Auch ist sie in der Regel preiswerter und länger haltbar als Butter. Dagegen schwören viele auf den unverwechselbaren Buttergeschmack. Im Einsatz in der Küche können Butter und Margarine gleichsam überzeugen. Beide sind als Streichfett, zum Anbraten, zum Backen und zur Verfeinerung von Speisen bestens geeignet.

Auch gibt es von beiden eine große Angebotspalette, was ge-würzte Varianten und Fettgehalt angeht. Insbesondere das The-ma Fettanteil ist gesetzlich geregelt, die Bezeichnungen und Zu-sammensetzungen von Streichfetten sind europaweit einheitlich. Es werden je nach Fettart und nach Fettgehalt folgende Pro-duktgruppen unterschieden:

- Butter, Dreiviertelfettbutter, Halbfettbutter, Milchstreichfett
- Margarine, Dreiviertelfettmargarine, Halbfettmargarine, Streichfett
- Mischfett, Dreiviertelmischfett, Halbmischfett, Mischstreich-fett

Als Milchstreichfett, Streichfett und Mischstreichfett werden in dieser Einteilung die Produkte bezeichnet, deren Fettgehalt nicht in das Schema der anderen Produkte passt.

Einteilung der Streichfette (nach Anlage zu Anhang XV der EU-Verordnung Nr. 1234/2007)

FETTART	BEZEICHNUNG	FETTGEHALT IN PROZENT
Milchfette Aus Milch und/oder bestimmten Milcherzeugnissen mit Fett als wesentlichem Wertbestandteil	**Butter**	**80 bis 90**
	Dreiviertelfettbutter	60 bis 62
	Halbfettbutter	39 bis 41
	Milchstreichfett	< 39 > 41 bis 60 > 62 bis < 80
Margarine Bestehend aus flüssigen und/oder festen pflanzlichen und/oder max. 2 % tierischen Fetten im Fettanteil	**Margarine**	**80 bis 90**
	Dreiviertelfettmargarine	60 bis 62
	Halbfettmargarine	39 bis 41
	Streichfett	< 39 > 41 bis < 60 > 62 bis < 80
Mischfette Aus pflanzlichen und/oder tierischen Erzeugnissen zusammengesetzt	**Mischfett**	**80 bis 90**
	Dreiviertelmischfett	60 bis 62
	Halbmischfett	39 bis 41
	Mischstreichfett	< 39 > 41 bis < 60 > 62 bis < 80

Gesundheitliche Aspekte

Es gibt Margarine, die mit Phytosterinen angereichert ist. Diese Spezialmargarine ist in der Lage, den Cholesterinspiegel aktiv zu senken und damit das Risiko für Herz-Kreislauf-Erkrankungen zu vermindern. Aber diese Margarine sollte nur von Menschen verzehrt werden, die unter erhöhten Cholesterinwerten leiden. Um einen Effekt zu erzielen, müssen täglich 1,5 bis 2,4 Gramm Phytosterine über die Margarine aufgenommen werden. Der Cholesterinspiegel im Blut kann damit um 7 bis 10,5 Prozent – also beispielsweise von 225 auf bis zu 201 mg/dl – gesenkt werden. Menschen, die gesunde Blutfettwerte haben, sollten keine Margarine mit Phytosterinen essen.

> **Phytosterine**
> Was beim Menschen das Cholesterin ist, das sind bei Pflanzen die Phytosterine: Die chemischen Strukturen sind sich ähnlich. Phytosterine, Pflanzensterine oder auch Phytosterole sind cholesterinähnliche Verbindungen.

Immer mehr Menschen ernähren sich vegetarisch. Da Margarine in erster Linie aus pflanzlichen Ölen und Wasser besteht, ist Margarine für sie das ideale Fett. Veganer müssen etwas genauer auf die Zutatenliste schauen, denn es können andere tierische Produkte, wie Buttermilch oder Joghurt, enthalten sein. Es gibt jedoch vegane Margarinesorten, zum Beispiel in Reformhäusern

Kalorien lassen sich durch den Wechsel von Butter zu Margarine kaum einsparen, sofern vollfette Sorten verwendet werden. Der Kaloriengehalt ist praktisch gleich, und fettreduzierte Produkte gibt es von Butter ebenso wie von Margarine. Fettarme Margarine eignet sich allerdings genauso wie fettarme Butter nicht zum Braten oder Backen.

Milchzuckerunverträglichkeit (Laktoseintoleranz) ist immer weiter verbreitet. Menschen, die darunter leiden, müssen auf Milchzucker (Laktose) verzichten, da sie diesen nicht gut verdauen können. Für sie ist Margarine ideal, da Butter Laktose enthält (100 g Butter enthalten mindestens 600 mg Milchzucker). Kleine Mengen werden von einigen Patienten vertragen, doch Milcheiweißallergiker dürfen gar keine Butter essen. Sie können auf Pflanzenöle, Schlachttierfette oder vegane Margarine zurückgreifen.

Durch ihre Fettzusammensetzung ist Butter etwas besser verdaulich als Margarine. Diese Tatsache ist für Menschen mit Fettverwertungsstörungen relevant. Bei massiven Fettverwertungsproblemen kann spezielle MCT-Margarine oder MCT-Öl verwendet werden. Diese Fette werden auch bei extremen Krankheiten des Verdauungstraktes bestens vertragen.

MCT-Fette

Das sind Fette mit mittelkettigen Fettsäuren, die besonders bei Krankheiten der Bauchspeicheldrüse, der Leber, der Gallenblase und des Darms eingesetzt werden. Sie haben gegenüber den natürlich vorkommenden Fetten mit langkettigen Fettsäuren einige entscheidende Vorteile: Sie werden schneller verdaut und vom Körper rascher aufgenommen, beides unabhängig von Gallensäuren. Diese Fette werden überwiegend oder vollständig über den Blutweg abtransportiert.

Nährwerte in Butter und Margarine

Der Bundeslebensmittelschlüssel zeigt, dass Margarine im Durchschnitt eine bessere Zusammensetzung als Butter hat. Margarine enthält viel mehr mehrfach ungesättigte Fettsäuren, die gut für Stoffwechsel, Herz und Gefäße sind. Sie ist praktisch cholesterinfrei, das beugt der Arteriosklerose vor. Und sie enthält viel weni-

Vergleich Butter – Margarine

INHALTSSTOFFE	BUTTER	MARGARINE
Menge	100 g	100 g
Energie	741,2 kcal	721,6 kcal
Wasser	15,3 g	19,1 g
Fett	83,2 g	80 g
mehrfach ungesättigte Fettsäuren	1,8 g	34,9 g
Cholesterin	221 mg	1 mg
einfach ungesättigte Fettsäuren	23 g	16,8 g
gesättigte Fettsäuren	53,8 g	24,2 g

ger gesättigte Fettsäuren, die nicht nur das Herz-Kreislauf-System schädigen, sondern viele weitere negative Wirkungen haben.

Wenn Sie sich einzelne Fette, Öle und Speisefette näher anschauen, stellen Sie fest, dass pflanzliche Fette fast immer gesünder sind als tierische Fette. Ausnahmen sind Fischöle, die der Gesundheit förderlich sind. Pflanzliche Öle sowie Margarine punkten beim Vitamingehalt. Sie versorgen den Körper beispielsweise mit Vitamin E und Vitamin D. Das Gros der Bevölkerung hat eine unzureichende Vitamin-D-Versorgung. Das führt zu Osteoporose und kann auch einen negativen Einfluss auf das Immunsystem haben und die Entstehung von Diabetes mellitus fördern. Insbesondere ältere Menschen leiden oft unter Vitamin-D-Mangel und seinen Folgen.

Nährwerttabelle: Angaben aus dem Bundeslebensmittelschlüssel*

LEBENSMITTEL	MENGE	ENERGIE	WASSER	FETT	GESÄTTIGTE FETTSÄUREN	EINFACH UNGESÄTTIGTE FETTSÄUREN
	g	kcal	g	g	g	g
Butter	100	741,2	15,3	83,2	53,8	23
Butter halbfett Milchhalbfett	100	382,6	51,9	39,8	25,5	10,9
Butterschmalz	100	881	0,2	99,5	62,7	26,9
Schweineschmalz/-fett	100	884,8	0	100	39	44,5
Gänsefett/-schmalz	100	884,3	0	100	27,7	57,5
Kokosfett	100	887,7	0	100	87,1	7
Palmöl	100	884,3	0	100	48,7	37,2
Olivenöl	100	885	0	100	14,4	71,2
Rapsöl	100	884,3	0	100	9,2	48,9
Distelöl	100	884,3	0	100	9,5	11
Leinöl	100	884,3	0	100	10	19,2
Sonnenblumenöl	100	884,3	0	100	10,7	24,6
Walnussöl	100	884,3	0	100	10,5	19,2
Sojaöl	100	884,3	0	100	15,4	19,2
Haselnussöl	100	882,6	0,2	99,8	7,3	77,9
Weizenkeimöl	100	884,3	0	100	17,5	14,9
Sesamöl	100	885	0	100	13	40,8
Kürbiskernöl	100	884,3	0	100	17,7	28
Margarine Linolsäure > 50 %	100	709,1	19,4	80	25,7	18,8
Margarine halbfett Linolsäure 30–50 %	100	361,9	56,8	40	11,2	13,8
Margarine	100	721,6	19,1	80	24,2	16,8

* Berechnung mit dem Nährwertberechnungsprogramm EBIS

MEHRFACH UNGESÄTTIGTE FETTSÄUREN	LINOLSÄURE C18,2	LINOLEN-SÄURE C18,3	VITAMIN D	VITAMIN E	VITAMIN A	CHOLESTERIN
g	g	g	Ág	mg	Ág	mg
1,8	1,2	0,4	1,2	2	653	221
0,9	0,6	0,2	1,4	1	360	106
2,3	1,8	0,5	1,6	3,6	883	264
12,1	9,4	1	0	1,6	9	85
10,8	9,6	1,2	0	2,7	0	100
1,6	1,6	0	0	1,8	0	1
10,1	9,6	0,5	0	7,4	3550	1
9,2	8,3	0,9	0	11,9	157	1
23,5	15	8,6	0	18,9	550	2
75,6	75,1	0,5	0	44,9	0	0
67,1	14,3	52,8	0	0	0	4
50,4	50,2	0,2	0	62,2	4	0
65,5	52,4	12,2	0	0,4	0	1
60,5	52,8	7,7	0	9,5	583	2
10,3	10,3	0	0	10	0	0
63,5	55,7	7,8	0	150,8	0	3
42,7	42,7	0	0	0,4	0	1
49,7	49,2	0,5	0	3,5	0	3
32,8	30,9	1,8	2,5		533	1
12,9	11,4	1,5	2,5		583	4
34,9			2,5		533	1

!

Manche Menschen bevorzugen den Geschmack von Butter, anderen schmeckt Margarine besser. Für die Gesundheit ist Margarine besser.

Alles Geschmackssache

Über Geschmack lässt sich streiten, und wer Margarine aus gesundheitlichen Gründen bevorzugt, aber gar nicht auf den Buttergeschmack verzichten möchte, kann zu den sogenannten Melange-Produkten greifen. Unter Melange-Produkten versteht man Mischfettprodukte, die aus Butter und Pflanzenölen bestehen. Es gibt verschiedene Varianten. In Butter mit einem Anteil von ca. 20 Prozent Pflanzenfetten verbinden sich die guten Verarbeitungseigenschaften und gesunden Inhaltsstoffe von Pflanzenölen mit dem Geschmack der Butter, sie ist auch gekühlt streichfähig. Zudem enthält sie mehr gesunde essenzielle Fette als reine Butter. Noch besser sind Margarinen mit einem Butteranteil von ca. 20 Prozent. Sie sind durch den hohen Bestandteil an essenziellen Fettsäuren wesentlich gesünder als Butter.

Wer Margarine bevorzugt, aber auf den Buttergeschmack nicht verzichten möchte, greift am besten zu Melange-Produkten.

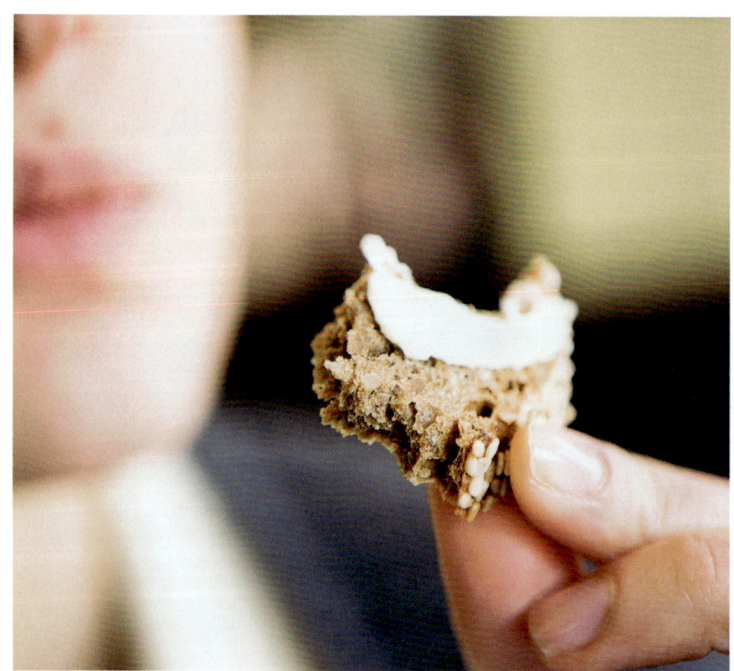

Margarine schont die Umwelt

Haben Sie es gewusst? Margarine ist ein umweltschonendes Fett. Ihre CO_2-Bilanz ist deutlich besser als die der Butter. Bei der Herstellung von Butter entsteht bis zu 20-mal mehr Kohlendioxid als bei der Margarine-Herstellung. Zudem ist Margarine, selbst Reform- oder Diätmargarine, deutlich haltbarer als Butter.

Der CO_2-Fußabdruck

Nachhaltigkeit und „Ökobilanz" von Lebensmitteln werden für den Verbraucher und die Politik immer wichtiger. Die Ökobilanz ist eine systematische Analyse der Umweltwirkungen von Produkten – natürlich auch von Lebensmitteln – während ihres ganzen „Lebensweges", sozusagen von der Wiege bis zur Bahre. Die Ökobilanz kann auch bis zu einem bestimmten Punkt der Verarbeitung, zum Beispiel von der Wiege bis zum Fabriktor, angegeben werden. Ein Teilaspekt der Ökobilanz ist der CO_2-Fußabdruck. Dieser bezeichnet die Bilanz der Treibhausgasemissionen entlang des gesamten Lebenszyklus eines Produkts bzw. für bestimmte Stadien. Es gilt den CO_2-Fußabdruck zu messen und möglichst zu verringern.

Der CO_2-Fußabdruck

Der CO_2-Fußabdruck, auch CO_2-Bilanz genannt, ist ein Maß für den Gesamtbetrag von Kohlenstoffdioxidemissionen, der direkt und indirekt durch eine Aktivität verursacht wird oder über die Lebensstadien eines Produkts entsteht.

Der CO_2-Fußabdruck hat in den letzten Jahren an Bedeutung gewonnen, da er ein hilfreiches Mittel werden könnte, um die Klimaauswirkungen von Produkten, Dienstleistungen und anderen Geschehnissen im Alltag eines jeden Menschen zu ermitteln.

Ein großer Teil der Emission von Treibhausgasen in Deutschland ist auf Lebensmittel zurückzuführen. Ein Zwei-Personen-Haushalt verbraucht in Deutschland nach einer Studie des Öko-Institutes e. V. rund 500 Kilogramm Lebensmittel im Jahr. Das belastet den Planeten mit der kaum vorstellbaren CO_2-Emission von fast einer Tonne.

Die Unterschiede der CO_2-Fußabdrücke von Lebensmitteln sind extrem hoch. Beispielsweise verursacht 1 Kilogramm Margarine 1,35 Kilogramm CO_2, die gleiche Menge Butter schlägt mit 23,80 Kilogramm CO_2 zu Buche! Damit ist der CO_2-Fußabdruck von Butter durchschnittlich 17,6-mal größer als der von Margarine. Das ist leicht nachzuvollziehen. Während Margarine insbesondere aus Pflanzenölen besteht, müssen zur Produktion von Milchfett Pflanzen sozusagen erst „durch die Kuh gehen". Die Nahrung für die Kuh muss angebaut und verarbeitet werden, die Kuh wird damit gefüttert und erzeugt daraus Milch. Und nicht zu vergessen sind die großen Mengen an schädlichem Methan, das die Kühe ausstoßen. All dies belastet die Umwelt.

Die CO_2-Emissions-Werte können Sie auf der Website www.co$_2$online. de sowie der sogenannten GEMIS-Datenbank der IINAS GmbH berechnen. Beachten Sie aber, dass die Angaben je nach Sorte, Saison oder Herkunftsland schwanken.

CO_2-Fußabdruck zum Frühstück

Grundsätzlich sind pflanzliche Produkte klimaschonender als tierische Produkte. Je natürlicher und direkter ein Lebensmittel gewonnen werden kann, je weniger Umwege es geht, desto geringer ist die Produktion von Treibhausgasen. Am Beispiel von Frühstücksprodukten sieht das so aus:

Pflanzliche Produkte haben eine bessere CO_2-Bilanz

Gurken, Tomaten und Paprika	500 g CO_2 pro Kilogramm Gemüse
Brötchen	650 g CO_2 pro Kilogramm – also 32,5 g pro Brötchen
Margarine	1.350 g CO_2 pro Kilogramm
Fruchtsäfte	1.700 g CO_2 pro Liter
Hühnerei	1.920 g CO_2 pro Kilogramm – also 106,7 g pro Ei (Größe M)

Stark verarbeitete tierische Produkte haben eine schlechtere CO_2-Bilanz

Joghurt	1.250 g CO_2 pro Kilogramm
Quark und Frischkäse	1.950 g CO_2 pro Kilogramm
Wurst	3.950 g CO_2 pro Kilogramm
Schinken	4.800 g CO_2 pro Kilogramm
Kaffee	5.450 g CO_2 pro Kilogramm
Sahne	7.600 g CO_2 pro Kilogramm
Käse	8.490 g CO_2 pro Kilogramm
Butter	23.800 g CO_2 pro Kilogramm

Das Öko-Institut e. V. kommt zu der Schlussfolgerung, dass ein gesundheitsbewusster, mediterraner Ernährungsstil mit wenig Fleischprodukten und mehr Obst und Gemüse bis zu 15 Prozent Treibhausgas-Emissionen einsparen helfen kann. Wer also „auf kleinem CO_2-Fuß" leben will, sollte besser Margarine statt Butter verwenden.

Glückliche Kühe?

Zur Herstellung von Butter braucht man viel Milch, und die stammt von Milchkühen. Wenn Sie jetzt Ihren letzten Urlaub in Bayern und die friedlichen Kühe auf den Almwiesen vor Augen haben, müssen Sie ein wenig umdenken. Diese Weidekühe gibt es natürlich, aber insgesamt handelt es sich bei der modernen Milchgewinnung um einen Industriezweig.

Das sind die Fakten: In Deutschland werden rund 12,5 Millionen Rinder gehalten. Davon sind ungefähr 4,2 Millionen Milchkühe. 5 Prozent der weltweiten Milchproduktion findet in Deutschland statt. Das ist ganz schön viel, wenn man bedenkt, dass nur 0,8 Prozent der Weltbevölkerung in Deutschland leben. Nur rund 30 Prozent der Milchkühe verbringt zumindest ein paar Monate auf der Weide. Die meisten Kühe leben in Ställen, in der Regel in Betrieben mit 50 bis 100 Tieren. Sie leben in Boxen mit Betonböden, haben nur einen kleinen Bewegungsraum, die Böden der Liegeboxen sind oft nicht mit Einstreu, sondern mit Gummimatten ausgelegt. Die Anbindehaltung, bei der die Bewegungsfreiheit der Kühe extrem eingeschränkt ist, soll ab 2020 verboten werden. In Deutschland leben 1,3 Millionen Kühe in Anbindehaltung.

Der Deutsche Tierschutzbund fordert gesetzliche Regelungen für die Haltung von Milchkühen. Leider wird eine „tierfreundliche" Haltung kaum gefördert. Auch bei den rund 6 Prozent Bio-Rindern oder 3 Prozent Bio-Milchkühen sieht es oft nicht viel anders aus. Ihre Lebensbedingungen unterscheiden sich nicht wesentlich von denen der Tiere in der konventionellen Massentierhaltung, auch wenn ihre Boxen meist ein paar Zentimeter größer sind und sie regelmäßig auf die Weide oder in Auslaufställe gebracht werden müssen.

An all diesen Zuständen ist der Verbraucher mitschuldig. Er verlangt nach immer preiswerteren – oder auch billigeren – Milchprodukten. Das geht auch auf Kosten der Tiere.

Milchproduktion – schauen Sie nicht weg

Die Europäische Behörde für Lebensmittelsicherheit hat die Situation von Milchkühen im Jahr 2009 wissenschaftlich untersucht. So werden Milchkühe in Deutschland im Durchschnitt nur 4,6 Jahre alt – dabei haben Kühe eine natürliche Lebenserwartung von ungefähr 20 Jahren. Unter natürlichen Bedingungen gibt eine Milchkuh 8 bis 10 Liter Milch täglich. In der industriellen Milchproduktion erhöht sich diese Menge extrem. Hier werden speziell gezüchtete Hochleistungsrassen eingesetzt und diese Kühe geben täglich bis zu 45 oder sogar 50 Liter Milch. Bei einem Gewicht von 650 Kilogramm ist das eine enorme Menge.

Glückliche Kühe auf der Weide – die Realität sieht oft leider anders aus.

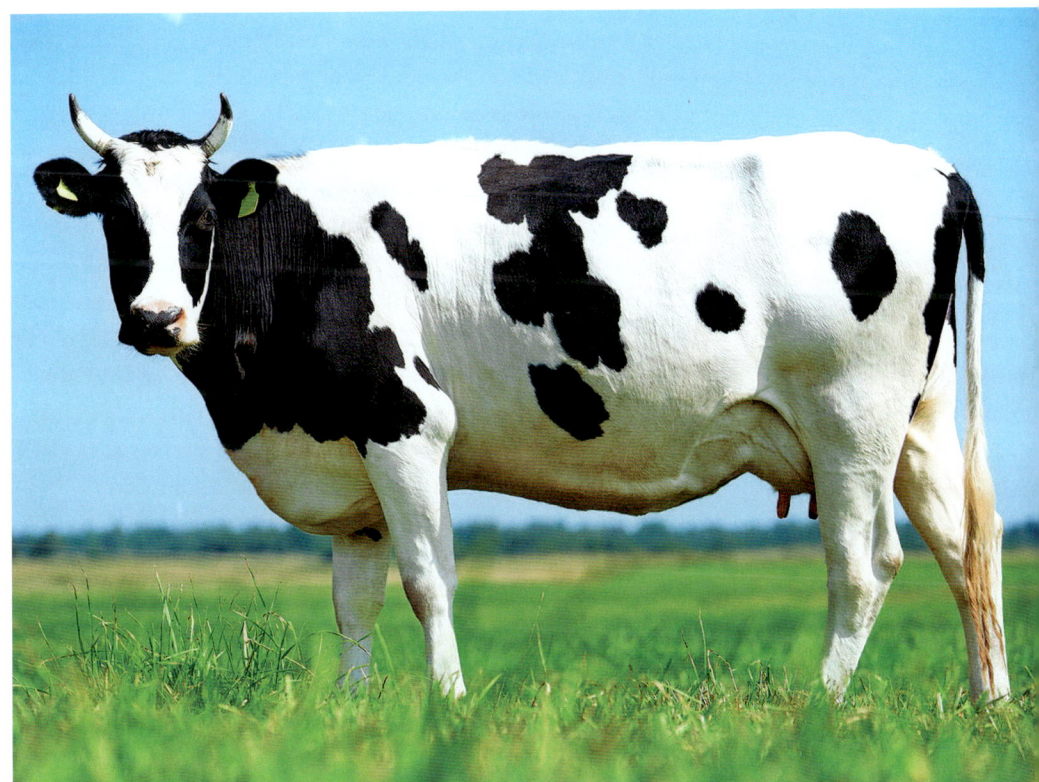

Gab eine Milchkuh in den 1950er-Jahren etwa 640 Liter im Jahr, so sind es heute zwischen 5.000 bis 10.000 Liter pro Jahr. Dass diese Höchstleistung den Körper der Milchkühe belastet oder vielmehr überlastet und leicht zu akuten und chronischen Krankheiten führt, ist nachzuvollziehen. Nach vier bis fünf Jahren sind die Industrie-Milchkühe körperlich ausgezehrt, dann müssen oder können sie keine Milch mehr geben und werden geschlachtet.

Die Medikamente, die zur Behandlung von Milchkühen häufig eingesetzt werden müssen, landen – zumindest teilweise – in der Milch. Solange die Grenzwerte unterschritten werden, ist das kein Problem. Zumindest keines für die Gesetzeshüter. Wohl aber für Ihre Gesundheit! Denn die Milch und daraus hergestellte Produkte können mit Medikamenten belastet sein.

Häufige Erkrankungen der Hochleistungskühe sind:

- Entzündung der Milchgänge und Milchdrüsen
- Verletzungen des Euters durch Melkmaschinen
- Veränderungen der Klauen und Gelenke, Sohlen-Ballen-Geschwüre
- Erkrankungen der Verdauungsorgane
- Stoffwechselerkrankungen wie Ketose (Übersäuerung) und Fettleber
- Hautveränderungen an den Oberschenkeln, bedingt durch das Aneinanderreiben von Euter- und Oberschenkelhaut

Die häufigsten Ursachen für die vorzeitige Schlachtung einer Kuh sind Unfruchtbarkeit (30 Prozent) und die Stoffwechselkrankheit Ketose (30 Prozent).

Es gibt mehrere Kampagnen, die sich gegen diese Zustände richten, auch denken manche Züchter mittlerweile um. Dies lässt hoffen, dass Wohlbefinden und Gesundheit der Kuh wieder wichtiger wird – nach dem Motto: Gesunde und zufriedene Kühe leben länger und geben damit auch länger Milch. Sie selbst können etwas tun, indem Sie pflanzliche Alternativen zu Milch, Käse, Joghurt, Quark und Butter wählen.

Wichtige Forderungen an die Butter- und Margarine-Industrie
Aus den Ausführungen in diesem Kapitel zu den Inhaltsstoffen von Butter und Margarine, zu der Ökobilanz und zur Haltung von Milchkühen lassen sich Forderungen an die Butter- und Margarine-Industrie ableiten. Nichts ist so gut, dass es nicht noch weiter verbessert werden kann. Und nichts ist so schlecht, dass es nicht gut oder zumindest besser werden könnte. Das gilt auch für Butter und Margarine. Eine Optimierung ist immer möglich.

Meine Forderungen an die Margarine-Industrie:
- Verzicht auf Konservierungsstoffe
- Keine Transfettsäuren mehr durch weitere Optimierung der Produktionsverfahren
- Kontrollierter ökologischer Anbau der pflanzlichen Inhaltsstoffe
- Umweltfreundliche Verpackung
- Verminderung des Laktosegehaltes

Meine Forderungen an die Butter-Industrie:
- Deutliche Verminderung der Transfettsäuren
- Deutliche Verminderung der gesättigten Fettsäuren
- Maximierung der Omega-3-Fettsäuren
- Erhöhung der ungesättigten Fettsäuren
- Verbesserung der Milchkuhhaltung und artgerechte Fütterung
- Verbesserung der CO_2-Bilanz

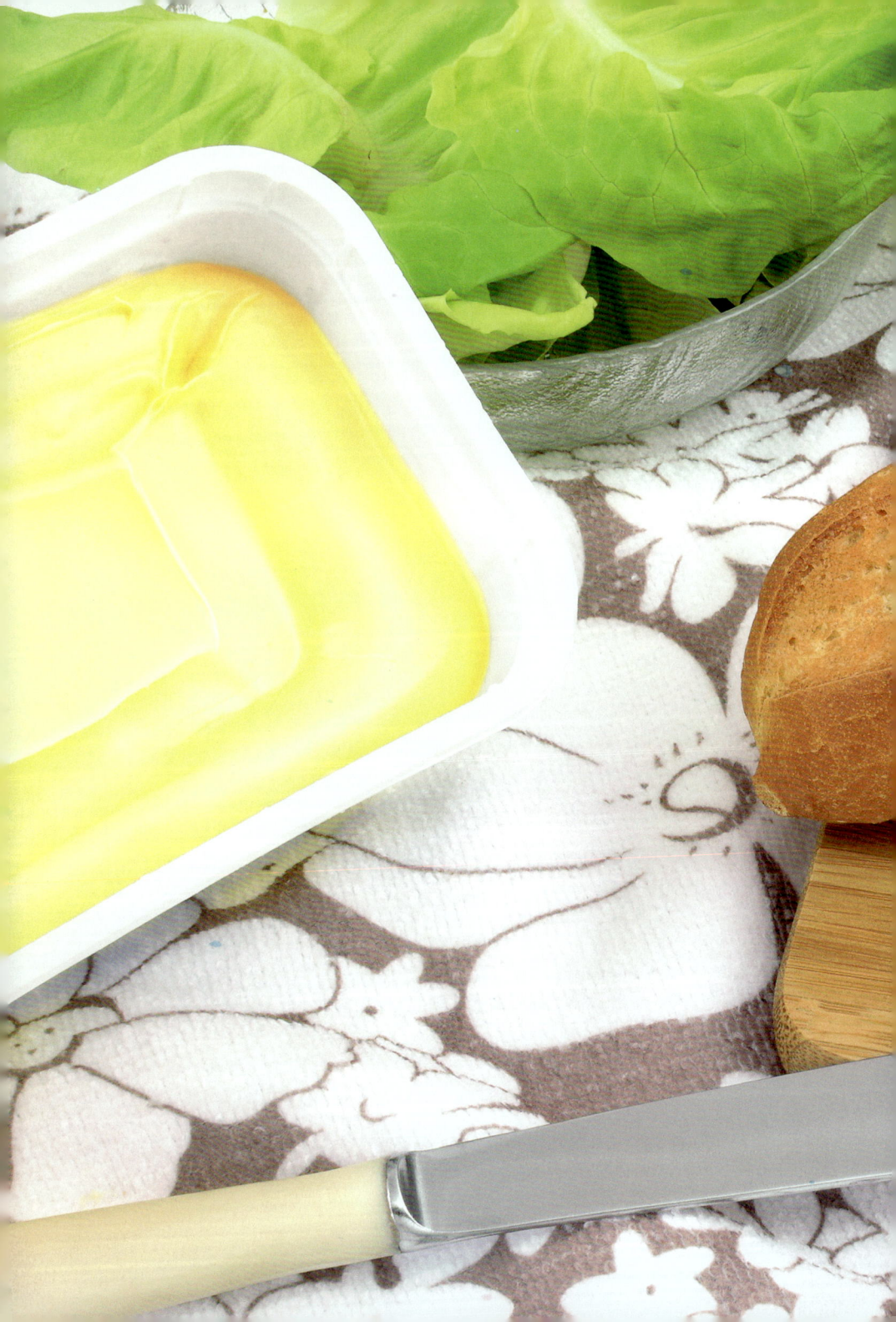

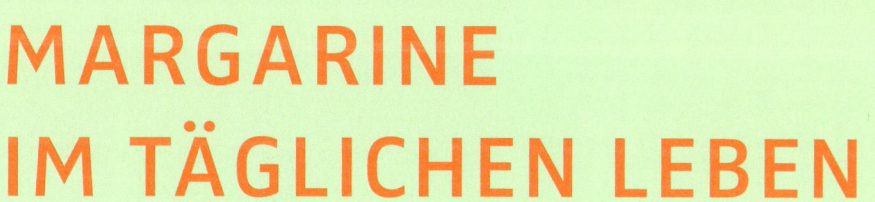

MARGARINE IM TÄGLICHEN LEBEN

In diesem Kapitel erfahren Sie, was Sie bei der Verwendung von Margarine in der Küche beachten müssen. Ich habe ein paar Rezepte für Sie zusammengestellt und ausprobiert, die Ihnen aufzeigen, wie lecker Sie mit Margarine kochen und backen können. Ein optimaler Tagesplan für eine ausgewogene und fettgesunde Ernährung soll Ihnen als Anregung dienen, wie Sie die Erkenntnisse über Fette im Alltag umsetzen können.

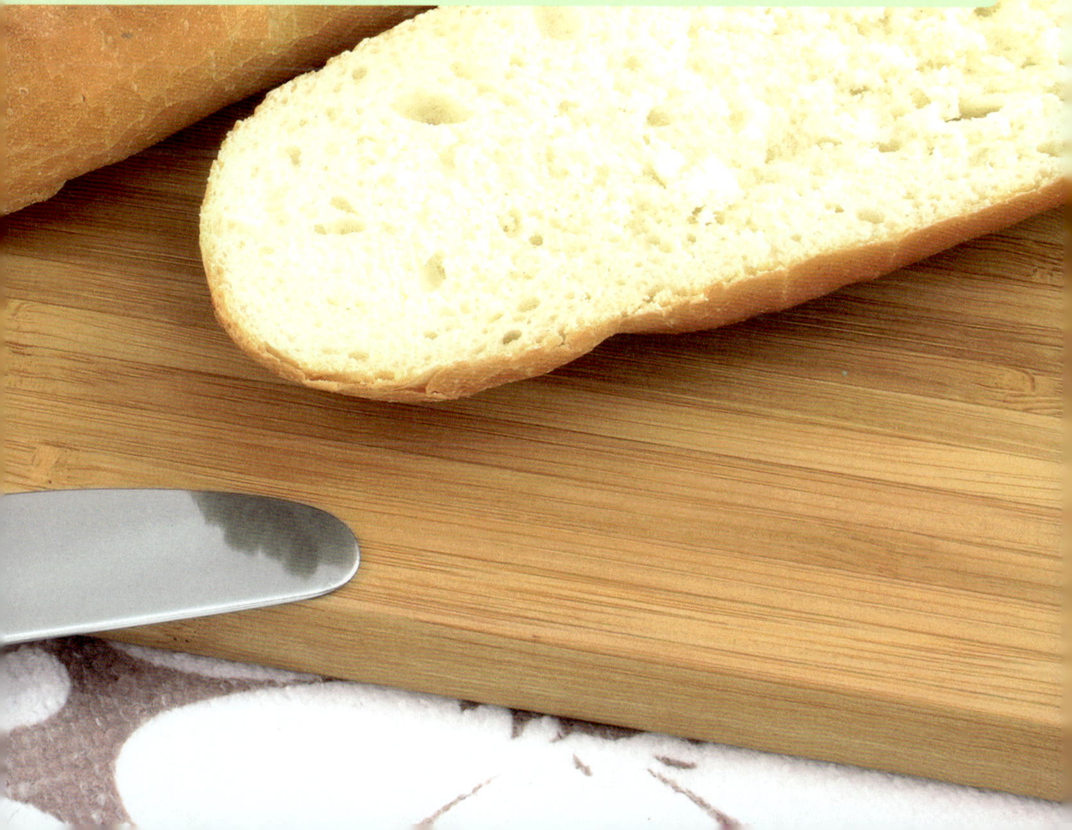

Margarine und Pflanzenöle in der Küche

Wie bereits erwähnt, ist Margarine in der Küche vielseitig und flexibel einsetzbar. Sie können damit backen, kochen und sie aufs Brot streichen. Ist in einem Rezept, das Sie nachkochen wollen, Butter angegeben, können Sie diese im Verhältnis 1:1 durch Margarine ersetzen. Verfeinern Sie das Kartoffelpüree mit einem Stich Margarine, geben Sie etwas Margarine zum Gemüse und verwenden Sie Margarine beim Backen – hier lässt sie sich sogar besser mit den anderen Zutaten mischen, da sie weicher ist als Butter.

Ob Sie die Margarine gekühlt verwenden oder bei milder Hitze schmelzen – wenn Sie damit Butter ersetzen, sparen Sie immer Transfettsäuren, Cholesterin und gesättigte Fettsäuren ein und verbessern Ihre Versorgung mit wichtigen Vitaminen und ungesättigten Fettsäuren.

Welches Fett ist wofür geeignet?

WAS KANN MAN MIT WELCHER MARGARINE MACHEN?	BROT-AUF-TRICH	VERFEINERN UND ABSCHMELZEN	KOCHEN	BACKEN	BRATEN	SCHMOREN	DÜNSTEN
Vollfettmargarine (80 %)	😃	😃	😃	😃	😃	😃	😃
Streichfette mit hohem Fettgehalt (> 60 %)	😃	😃	😃	😃	😃	😃	😃
Fettreduzierte Margarine (60 %)	😃	😃	😃	😃	😃	😃	😃
Halbfettmargarine (39 %)	😃	😐	🙁	🙁	🙁	🙁	😐
Fettarme Streichfette (< 39 %)	😃	🙁	🙁	🙁	🙁	🙁	🙁

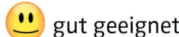 sehr gut geeignet   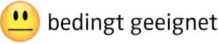 gut geeignet   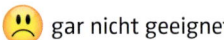 bedingt geeignet   😟 gar nicht geeignet

Welche Fette sind zum Braten geeignet?

Zum Braten, Schmoren und Dünsten können Sie alle Streichfette mit hohem Fettgehalt (mindestens 70 Prozent) verwenden. Zum Frittieren sind Margarine und Butter nicht geeignet.

Mit fettreduzierten Produkten und Halbfettmargarine – ebenso mit Halbfettbutter – können Sie nicht anbraten. Hier verdunstet der hohe Wassergehalt bei der hohen Hitze in der Pfanne sofort, was dazu führt, dass es bei der Zubereitung ordentlich spritzt. Zum Fettgehalt der einzelnen Sorten siehe Seite 10.

Ein Kriterium für die Hitzestabilität eines Fettes ist der Rauchpunkt, das ist die Temperatur, bei der ein Fett in der Pfanne oder im Topf zu qualmen beginnt. Dies sollten Sie vermeiden, da hierbei schädliche Substanzen entstehen, die krebserregend sein können. Günstig zum Braten und Frittieren sind hitzestabile Öle mit einem hohen Rauchpunkt über 200 °C. Um Fleisch oder Gemüse

! Mit Halbfettmargarine können Sie nicht braten und backen!

Alle Streichfette mit hohem Fettgehalt eignen sich zum Braten.

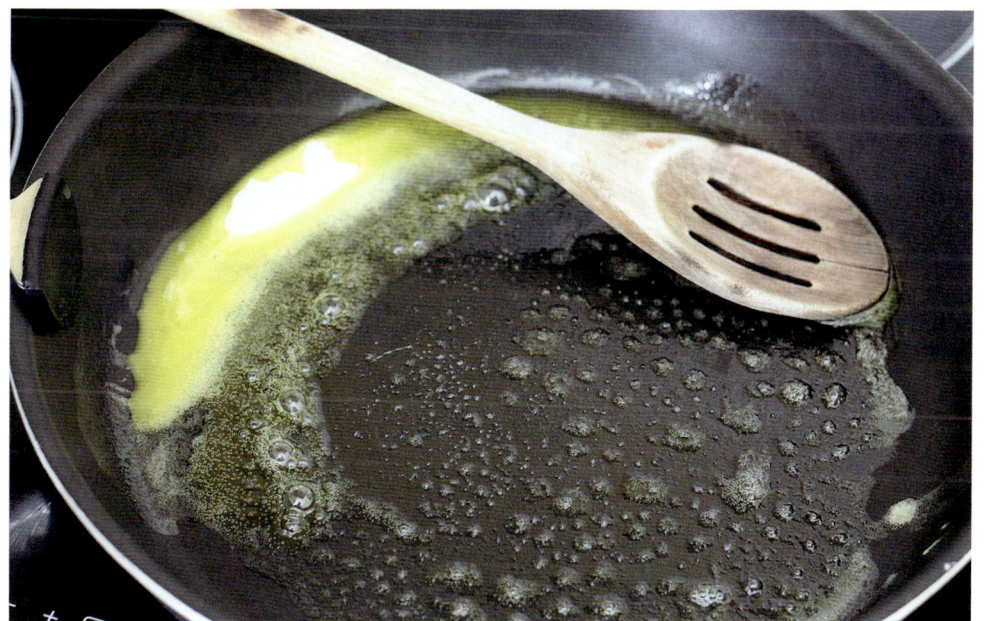

nur kurz anzubraten sind auch Produkte mit mittlerem Rauchpunkt geeignet.

Die Deutsche Gesellschaft für Ernährung und andere Fachorganisationen geben zur Orientierung folgende Angaben für den Rauchpunkt an.

Rauchpunkte von Speisefetten und -ölen

FETTART	RAUCHPUNKT
Arganöl	180 °C
Butter	ca. 175 °C
Butterschmalz	205 °C
Distelöl	150 °C
Erdnussöl (raffiniert)	200–235 °C
Erdnussöl nativ	130 °C
Kokosfett	185–205 °C
Leinöl	107 °C
Maiskeimöl	ca. 200 °C
Margarine	ca. 175 °C
Natives Olivenöl extra	130–180 °C
Olivenöl	230 °C
Olivenöl (heißgepresst, raffiniert)	> 220 °C
Olivenöl (kaltgepresstes)	130–175 °C
Palmöl	ca. 220 °C
Raffiniertes Öl	> 200 °C
Rapsöl (kaltgepresst)	130–190 °C
Rapsöl (raffiniert)	220 °C
Sesamöl (hell, unraffiniert)	220 °C
Sojaöl	235 °C
Sonnenblumenöl (raffiniert)	210–225 °C
Walnussöl (unraffiniert)	160 °C
Weizenkeimöl	135 °C

Generell gilt bei der Verwendung von Pflanzenöl in der Küche: Raffinierte Öle, wie Rapsöl, eignen sich am besten zum Kochen, Braten, Schmoren oder Frittieren bei großer Hitze, da sie besonders hitzebeständig sind.

Zudem sollten Sie mit Bratfett grundsätzlich sparsam umgehen. Zum Anbraten genügt meist ein Esslöffel, bei durchwachsenem Fleisch sogar nur ein Teelöffel Fett. Vor dem Anbraten muss das Fett so heiß sein, dass ein Wassertropfen zischend verdampft.

Kaltgepresste Öle sind für kalte Speisen wie Salate, Rohkost, Dressings, Mayonnaisen oder Marinaden geeignet. Sie enthalten viele wertvolle Inhaltsstoffe wie Vitamine, die durch große Hitze zerstört werden.

Ernährungsempfehlungen für die Fettaufnahme

Bevorzugen Sie Pflanzenöle

Pflanzenöle sind reich an einfach und mehrfach ungesättigten Fettsäuren. Besonders empfehlenswert ist Rapsöl wegen seines hohen Anteils an einfach ungesättigten Fettsäuren, sowie für kalte Anwendungen auch Lein- und Walnussöl aufgrund ihres hohen Gehaltes an der essenziellen (lebensnotwendigen) Omega-3-Fettsäure Alpha-Linolensäure.

Vermeiden Sie „versteckte" Fette

Einige Lebensmittel enthalten viel Fett, ohne dass dies direkt zu erkennen ist. Das sind insbesondere Fleisch- und Wurstwaren, Milchprodukte, Süßigkeiten und Fastfood.

Achten Sie auf eine fettarme Zubereitung der Speisen

Es gibt viele Möglichkeiten, schon beim Zubereiten der Mahlzeiten Fett einzusparen. Sie können beispielsweise beschichtete Pfannen verwenden, in Folie, im Grill oder Dampfdrucktopf garen oder mit wenig Fett dünsten. Und Sie sollten möglichst wenig frittieren oder panieren.

Verringern Sie die Aufnahme von tierischen Fetten

In tierischen Fetten wie Butter kommen reichlich gesättigte Fettsäuren vor. Eine Ausnahme stellen die Fette von Fischen dar.

Essen Sie regelmäßig Fisch

Mindestens ein- bis zweimal pro Woche sollte Seefisch auf dem Speiseplan stehen. Diese Fische enthalten unter anderem mehrfach ungesättigte Fettsäuren (Omega-3-Fettsäuren). Besonders viele Omega-3-Fettsäuren sind in fettem Fisch wie Hering, Lachs, Thunfisch oder Makrele enthalten. Seefisch enthält zudem reichlich Jod, Fluorid und Vitamin D.

Margarine richtig lagern

Margarine hat einen großen Vorteil: Sie ist sehr gut haltbar. Oft wird sie im Lebensmittelhandel noch nicht einmal gekühlt, aber gekühlt schmeckt sie natürlich besser.

Alle Fette verderben besonders leicht, wenn sie Luft, Licht, Wärme sowie Verunreinigungen ausgesetzt sind. Speisefette wie Öle und Margarine sollten daher kühl, dunkel und vor Fremdgerüchen geschützt, also gut verpackt oder verschlossen, aufbewahrt werden. Bevorzugen Sie dunkle Ölflaschen bzw. Verpackungen, die wenig lichtdurchlässig sind. Öle gehören nicht in den Kühlschrank, doch Margarine ist dort optimal aufgehoben.

Auch gut zu wissen: Margarine können Sie ebenso wie Butter gut einfrieren. Der Geschmack und die Inhaltsstoffe verändern sich dadurch kaum. Vollfett-Margarine können Sie problemlos für ein halbes Jahr einfrieren, lediglich bei fettreduzierten Margarine-Produkten sollten Sie aufgrund des höheren Wassergehalts auf das Einfrieren verzichten.

!

Raffinierte Speiseöle sind original verschlossen bei kühler und dunkler Lagerung bis zu 12 Monate haltbar. Achten Sie bei Margarine auf das Mindesthaltbarkeitsdatum.

FEINE REZEPTE MIT MARGARINE

Ich habe für Sie in meiner Versuchsküche einige Rezepte zusammengestellt, die meinen Patienten – und natürlich mir und meiner Familie – gut geschmeckt haben. Zuerst verrate ich Ihnen, wie Sie Margarine ganz einfach selbst machen können. Aus der selbstgemachten – und natürlich auch aus gekaufter – Margarine können Sie schnell köstliche Dips und Aufstriche zaubern, die nicht nur auf Brot, sondern auch zu Fisch und Fleisch oder mit Gemüsesticks richtig gut schmecken.

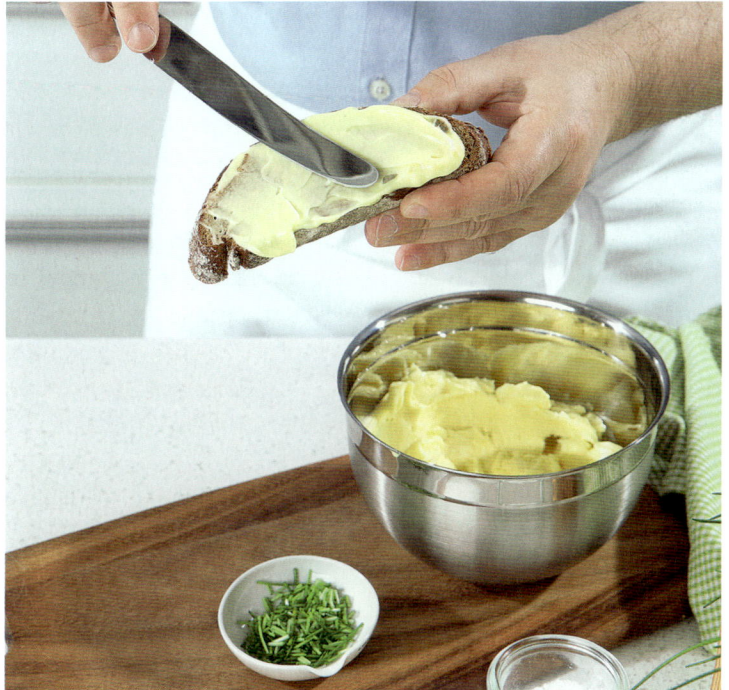

Margarine selbst machen ist ganz einfach!

Margarine selbst machen

Zubereitungszeit: ca. 20 Minuten
Abkühlzeit: 1 Stunde

Zutaten

50 g Pflanzenfett (z. B. Kokosfett oder Palmfett)

9 EL Pflanzenöl (z. B. Raps-, Walnuss- oder Sonnenblumenöl)

1 Ei

1 EL Milch

etwas Salz und Zitronensaft

frische Kräuter (nach Geschmack)

Das brauchen Sie

Einen kleinen Topf, am besten mit Stiel

Eine große Stahlschüssel mit Eiswürfeln

Eine kleine Stahlschüssel, in der die Margarine gerührt wird

Schüsseln zum Trennen von Eigelb und Eiweiß

Ein Schneidebrett für Zitrone und ggf. Kräuter

Rührbesen, Messer, Löffel

Zubereitung

1. Das feste Pflanzenfett in einem kleinen Topf auf dem Herd vorsichtig schmelzen. Das Pflanzenöl unterrühren, vom Herd nehmen und kurz abkühlen lassen.

2. Das Ei trennen und Eigelb sowie Milch zur Ölmischung dazugeben. Mit Salz und etwas Zitronensaft je nach Geschmack verfeinern.

3. Die Schüssel in eine größere Schüssel mit Eis – oder in ein kaltes Wasserbad – geben und die Masse unter ständigem Rühren erkalten lassen, bis sie cremig wird. Alternativ kann man die Masse auch im Kühlschrank erkalten lassen und später cremig rühren.

4. Die fertige Margarine am besten sofort auf ein Stück Brot oder Brötchen streichen, mit frischen Kräutern bestreuen und genießen.

Analyse (rund 255 g):
1.720 Kilokalorien (kcal)
190,4 g Fett
Davon:
57,6 g gesättigte Fettsäuren
71,7 g einfach ungesättigte Fettsäuren
33,5 g mehrfach ungesättigte Fettsäuren
222 mg Cholesterin

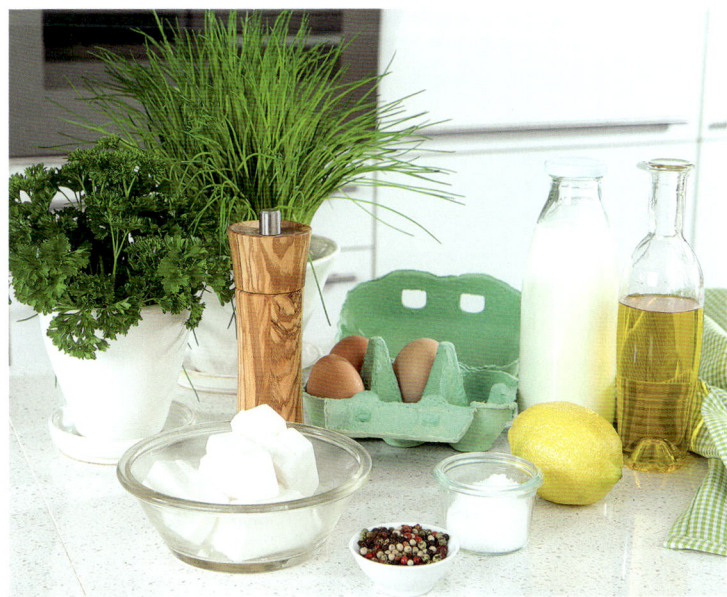

Um Margarine selbst herzustellen, braucht man nur wenige natürliche Zutaten wie z. B. Kokosfett, Pflanzenöl, Milch und Eier ...

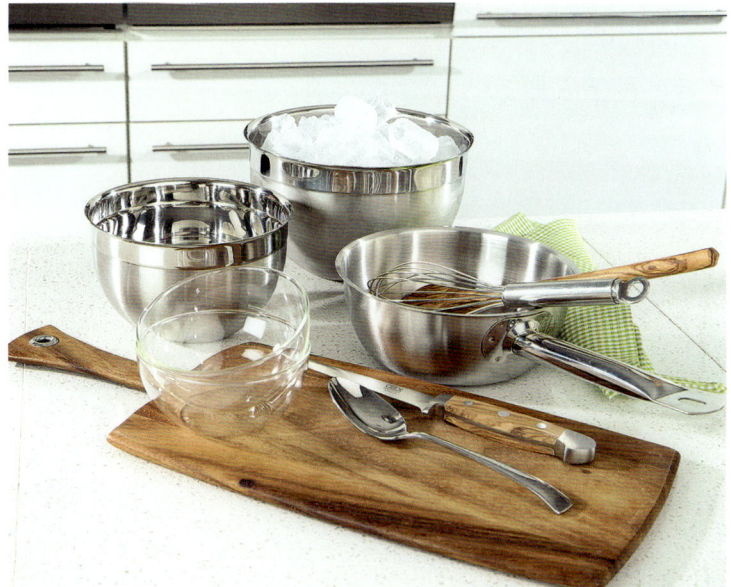

... sowie einige Küchenutensilien wie Schüsseln, Topf, Schneidebrett sowie Löffel, Messer und Schneebesen.

Im ersten Schritt trennt man das Ei und stellt das Eigelb beiseite. Das Eiweiß kann anderweitig verwendet werden.

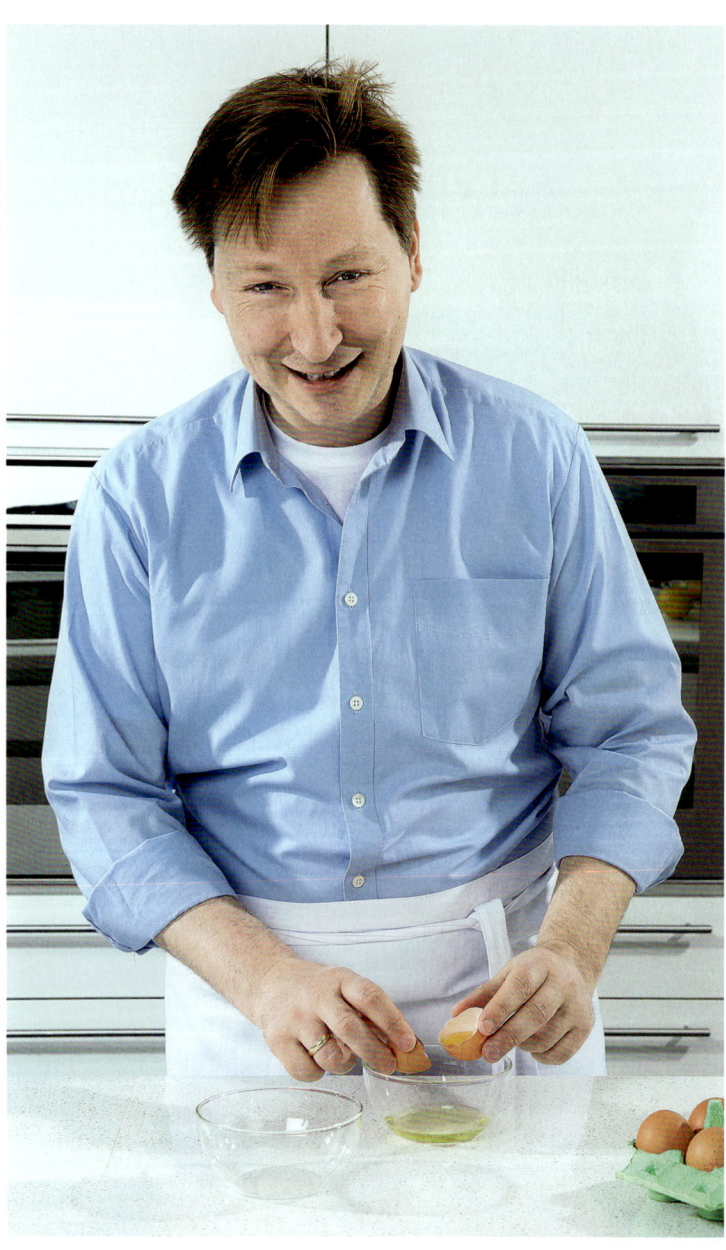

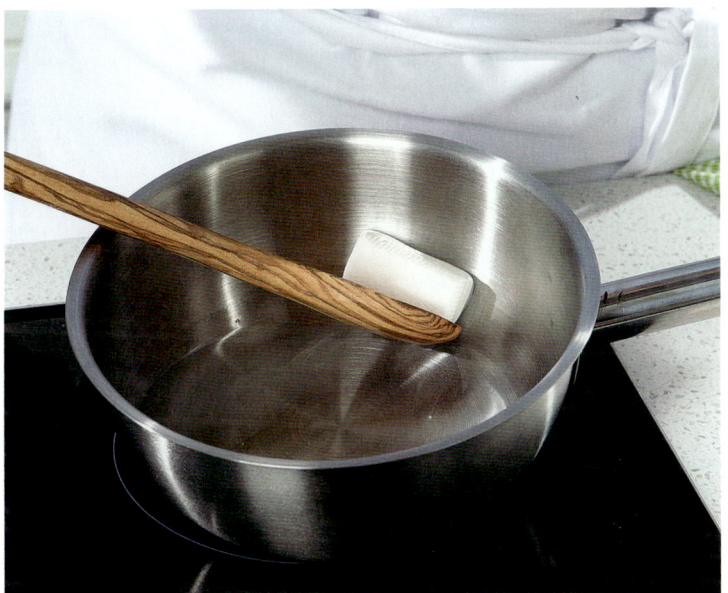

Als nächstes wird das feste Pflanzenfett, zum Beispiel Palmin, im Topf geschmolzen. Es sorgt für eine cremige Konsistenz der Margarine.

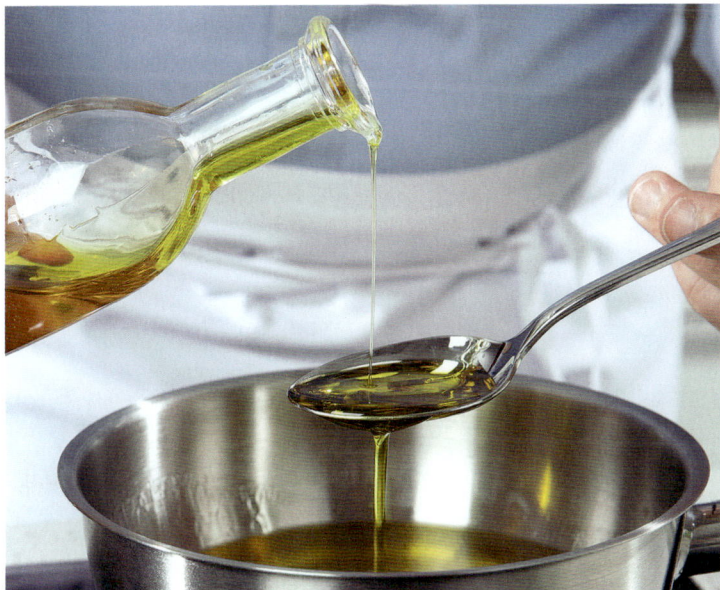

Zum flüssigen Pflanzenfett gibt man wertvolles Pflanzenöl, wie bspw. Rapsöl, das reich an Omega-3- und Omega-6-Fettsäuren ist.

Die Mischung wird in eine Metallschüssel gefüllt, in der sie kurz abkühlt.

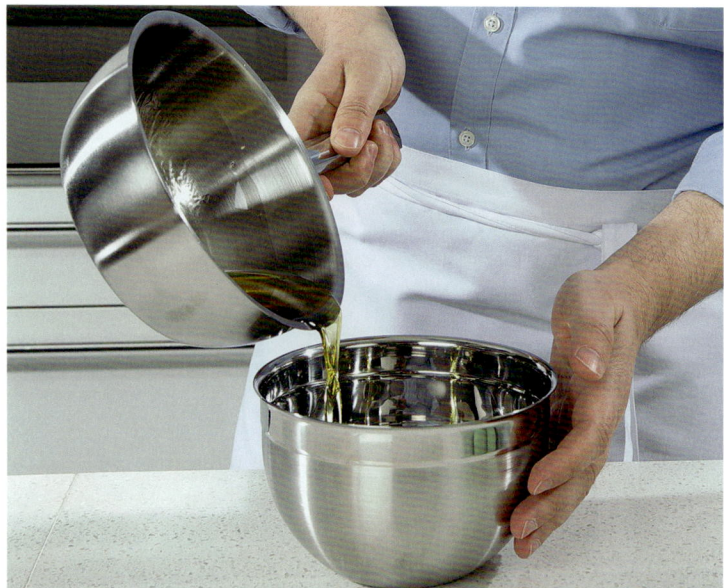

Im nächsten Schritt gibt man Milch hinzu. Veganer können auch Reismilch verwenden – ein Rezept finden Sie auf Seite 105.

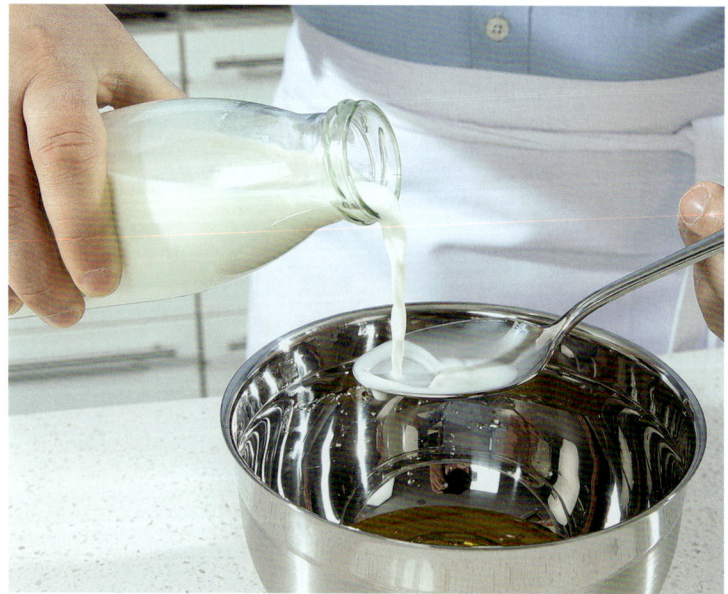

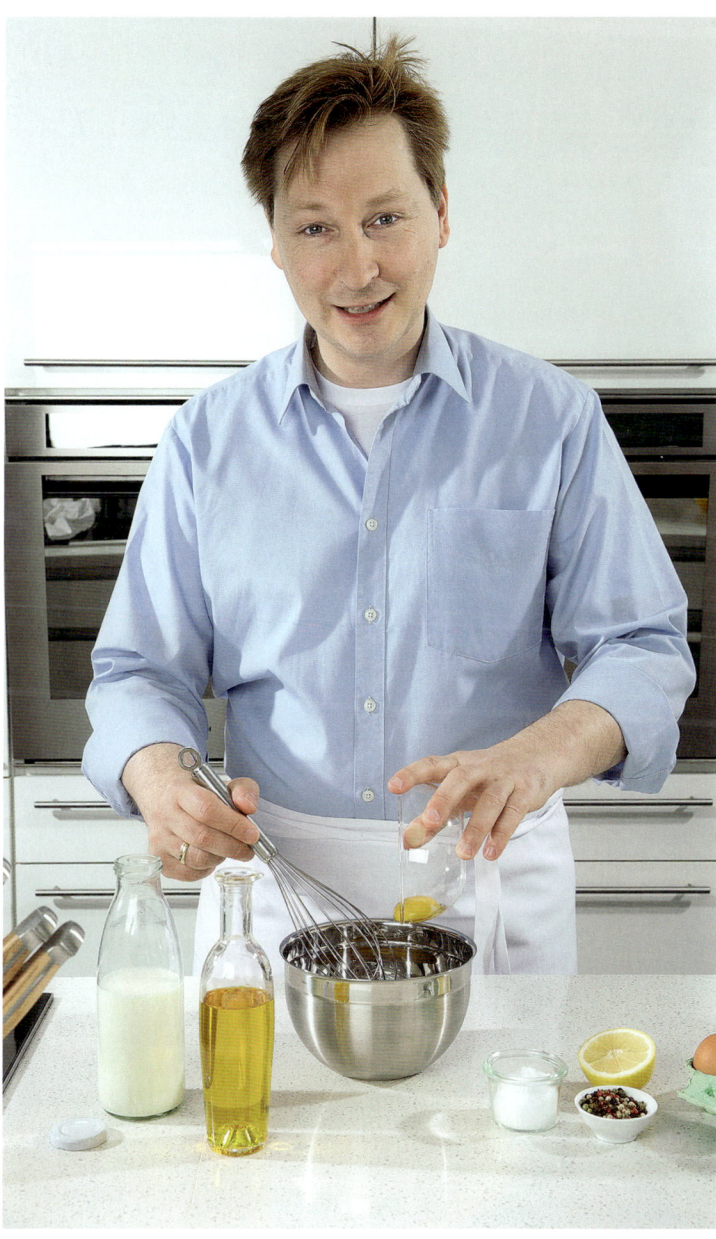

Der Mischung wird dann das Eigelb zugegeben. Dieses wirkt als natürlicher Emulgator und verbindet Milch und Öl miteinander.

Zum Schluss wird die Mischung gewürzt: Neben Salz und Zitronensaft kann man seiner Kreativität freien Lauf lassen – Rezepte gibt es im Buch!

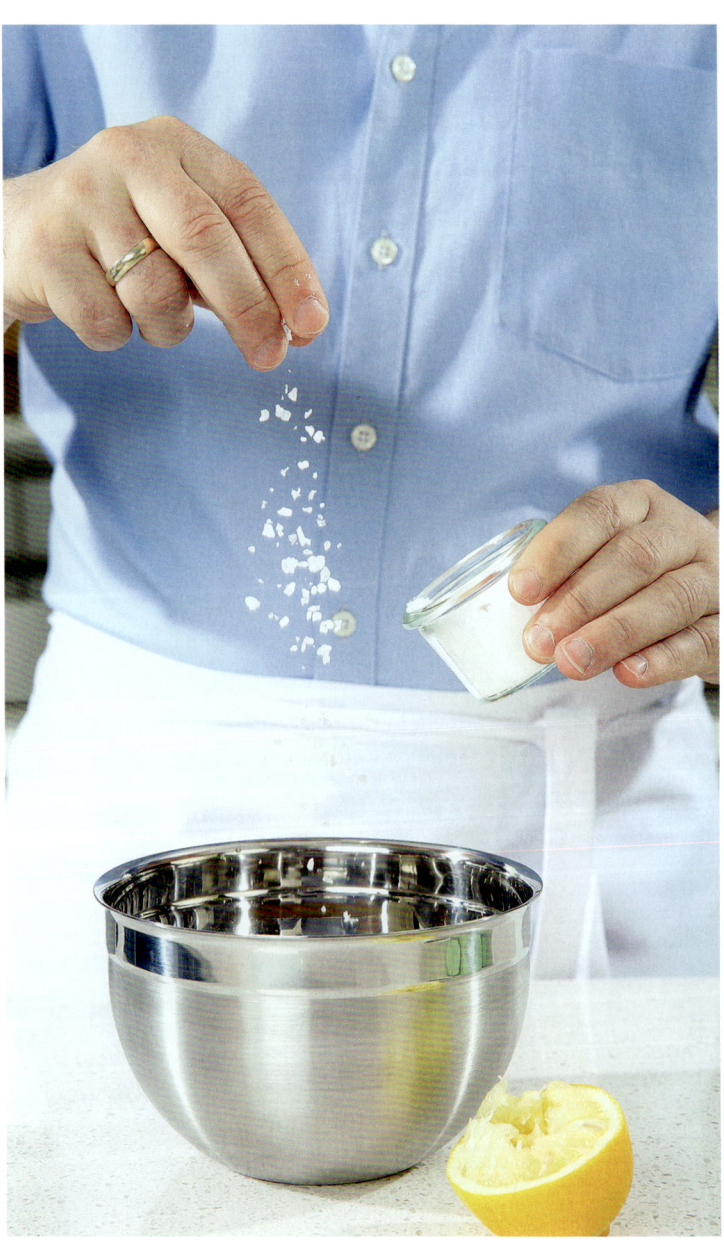

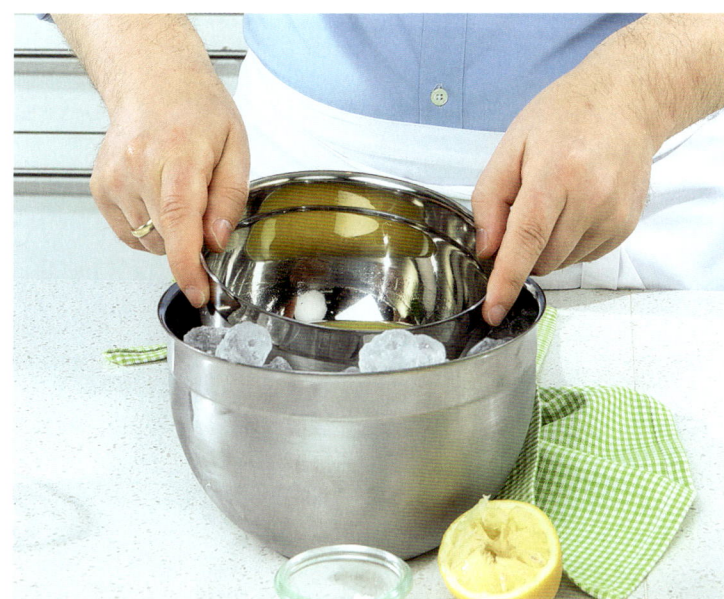

Im Eisbad verwandelt sich die flüssige Mischung in eine streichfähige Margarine.

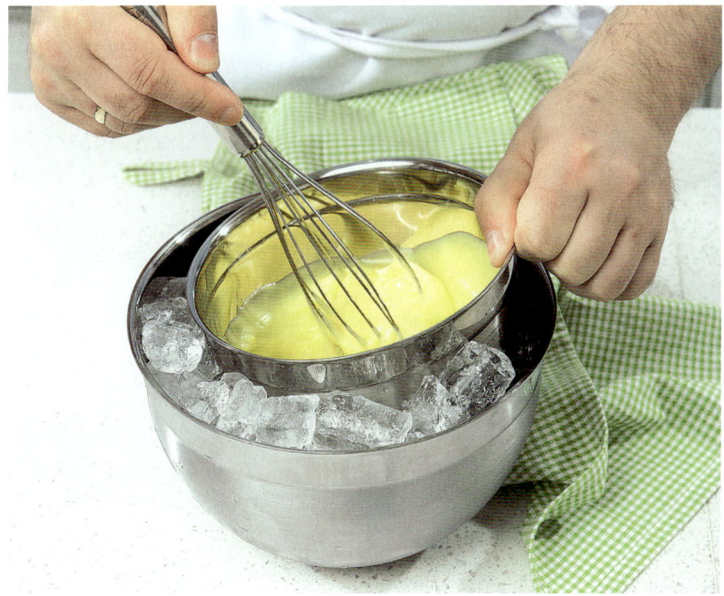

Durch kräftiges Rühren erhält die Margarine ihre typische cremige Konsistenz.

Fertig! Die frische Margarine sollte möglichst rasch verzehrt werden – zum Beispiel auf krossem Brot und mit aromatischem Schnittlauch.

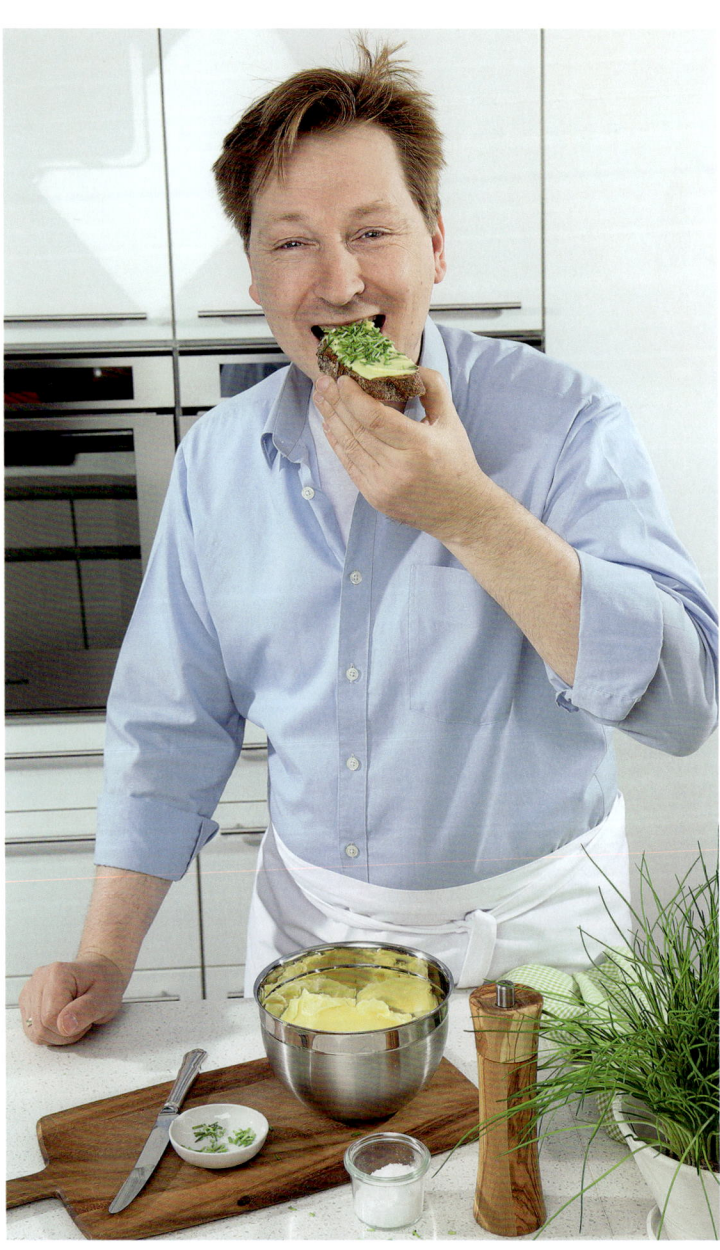

Vegane Margarine
Zubereitungszeit: 10 Minuten
Abkühlzeit: 1 Stunde

50 g Kokosfett, z. B. Palmin®
150 ml Rapsöl
2 EL Reismilch oder Sojamilch
etwas Salz
Kräuter und Gewürze nach Belieben

Das Kokosfett schmelzen. Öl, Reismilch oder Sojamilch, Salz und
Gewürze dazugeben und alles gut mixen, bis eine geschmeidige
Masse entsteht. Das Ganze für eine Stunde in den Kühlschrank
stellen, danach erneut kräftig durchmixen. Die Masse in eine Form
füllen und wieder in den Kühlschrank stellen. Nach einigen Stunden
hat die Margarine eine streichfähige Konsistenz.

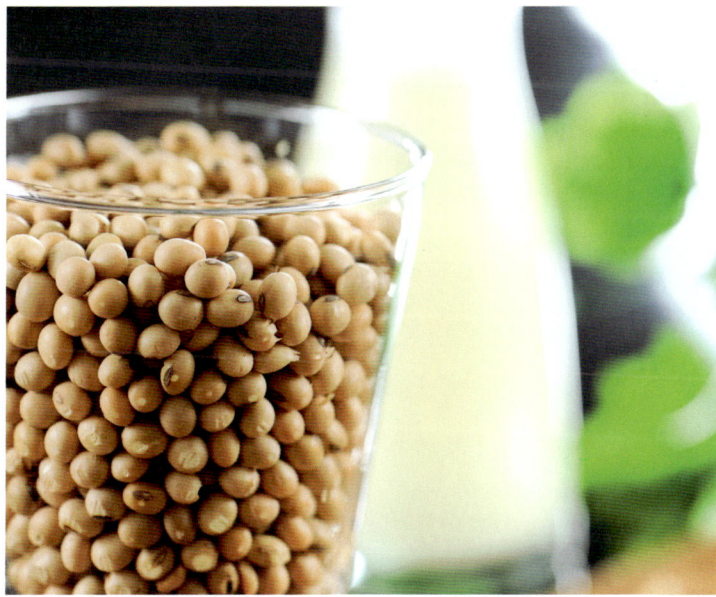

Die Veganer unter
Ihnen können
Margarine mit
Reis- oder Sojamilch
herstellen.

Knackiger Paprika-Margarine-Dip

Zubereitungszeit: ca. 15 Minuten

Zutaten

200 g Margarine (am besten selbst gemacht)

ca. 2 TL rotes Paprikapulver

(mild oder rosenscharf)

etwas Meersalz

etwas weißer Pfeffer

1 rote Paprikaschote

1 gelbe Paprikaschote

1 Schalotte

Zubereitung

1. Margarine mit Paprikapulver, Meersalz und Pfeffer würzen.

2. Paprikaschoten und Schalotte waschen und putzen. Alles in sehr feine Würfel schneiden.

3. Einen Teil der Paprikawürfel unter die Margarine rühren und den Rest zum Garnieren verwenden.

Analyse:

1.499 Kilokalorien (kcal)

161 g Fett

Davon:

48,5 g gesättigte Fettsäuren

33,6 g einfach ungesättigte Fettsäuren

70,1 g mehrfach ungesättigte Fettsäuren

2 mg Cholesterin

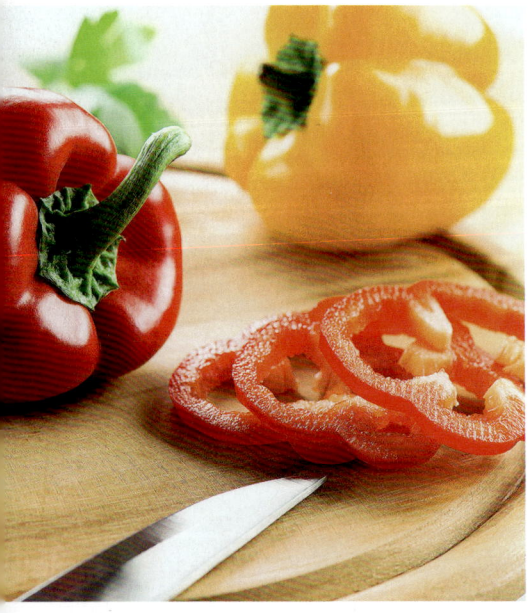

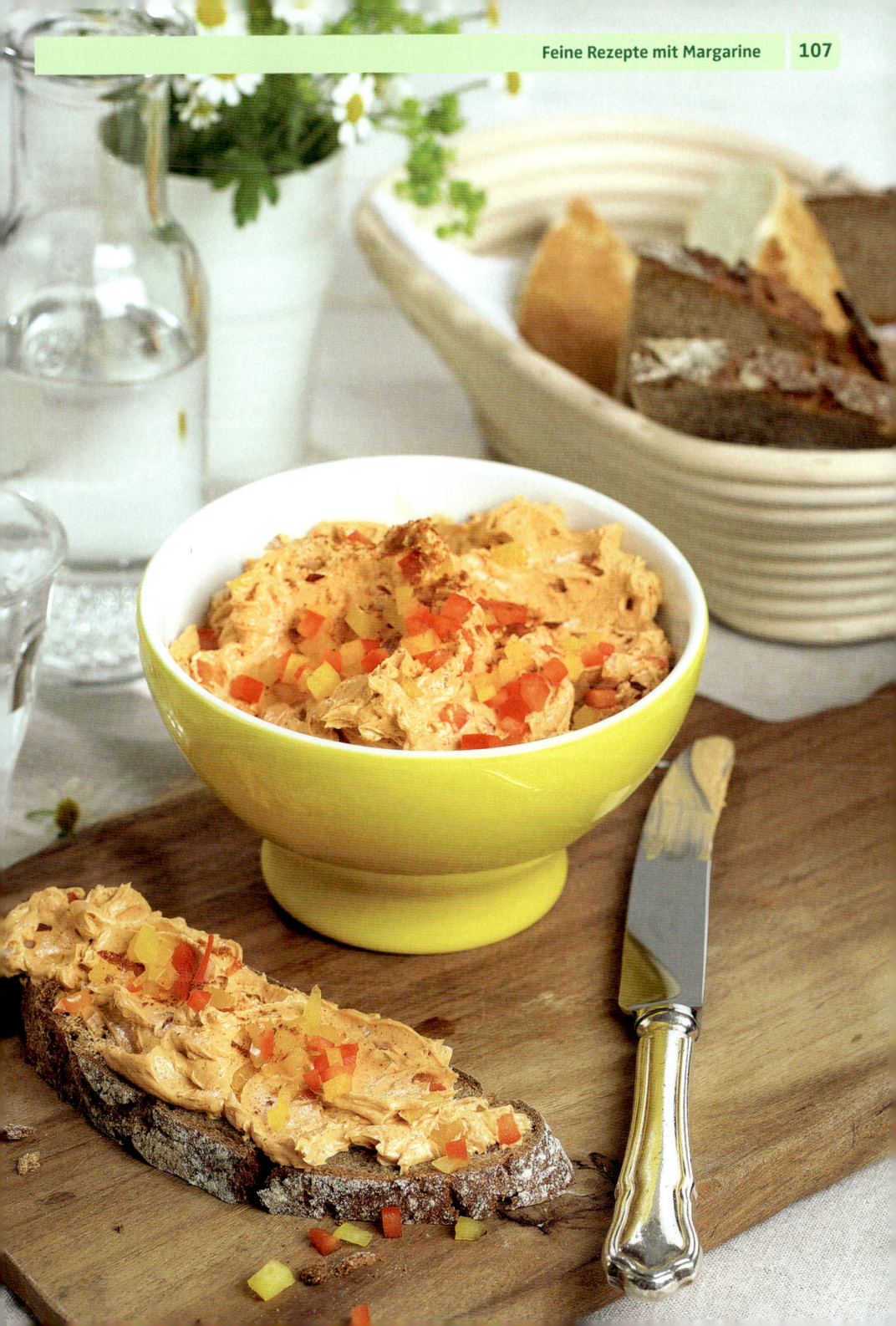

Rosarote Pfeffermargarine

Zubereitungszeit: ca. 10 Minuten

Zutaten

1½ EL rosa Pfefferkörner

etwas Fleur de Sel oder Meersalz

150 g Margarine (am besten selbst gemacht)

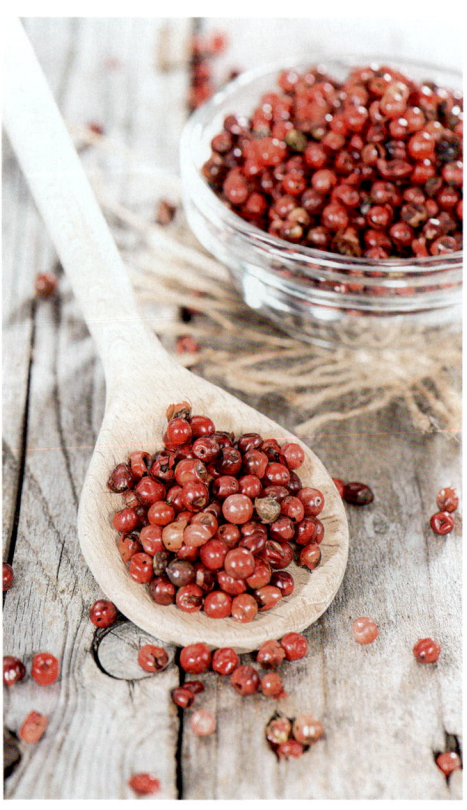

Zubereitung

Den rosa Pfeffer zerstoßen, z. B. im Mörser. Mit einer Prise Salz zur Margarine geben und alles gut vermischen.

TIPPS

Wer es etwas schärfer mag, kann zum Beispiel noch einige zerstoßene Körner schwarzen Pfeffer hinzugeben. Auch Knoblauch gibt zusätzliches Aroma. Die Pfeffermargarine ist als Dip, zum Aufbacken mit Baguette oder auch zum Grillen geeignet. Als Grundlage sollte am besten frisch zubereitete Margarine verwendet werden.

Analyse:

1.088 Kilokalorien (kcal)

120 g Fett

Davon:

36,3 g gesättigte Fettsäuren

25,2 g einfach ungesättigte Fettsäuren

52,4 g mehrfach ungesättigte Fettsäuren

2 mg Cholesterin

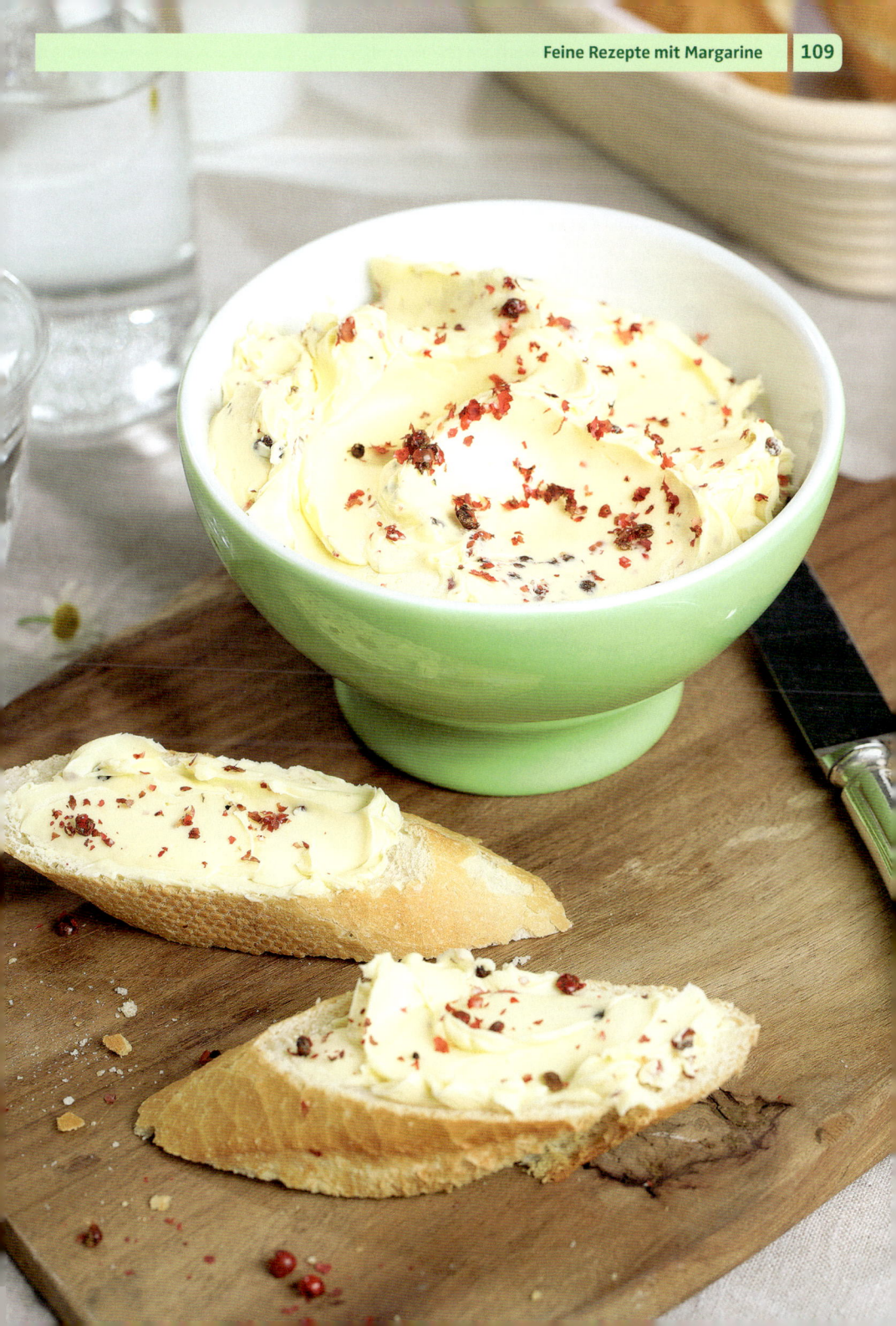

Mediterrane Zitrus-Rosmarin-Margarine

Zubereitungszeit: ca. 10 Minuten

Zutaten

1 Bio-Zitrone

½ Limone

200 g Margarine (am besten selbst gemacht)

1 kleines Bund Rosmarin

4 TL mittelscharfer Senf

etwas Meersalz

etwas bunter Pfeffer

Zubereitung

1. Die Zitrone gut waschen, die Schale fein abreiben und den Saft auspressen. Die halbe Limone auspressen.

2. Margarine mit Senf, Zitronensaft und Limonensaft gut verrühren.

3. Den Rosmarin fein hacken und zusammen mit der Zitronenschale unter die Margarine mischen. Mit einer Prise Meersalz und buntem Pfeffer würzen.

TIPP

Etwas zerstoßener Knoblauch oder eine sehr fein gehackte Chilischote sorgen für ein scharfes Aroma.

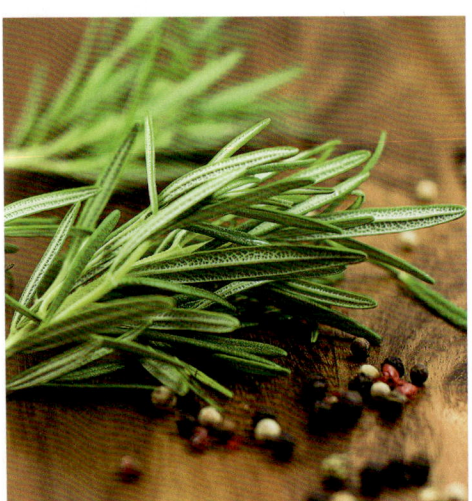

Analyse:

1.486 Kilokalorien (kcal)

162 g Fett

Davon:

48,6 gesättigte Fettsäuren

34,3 g einfach ungesättigte Fettsäuren

70,4 g mehrfach ungesättigte Fettsäuren

2 mg Cholesterin

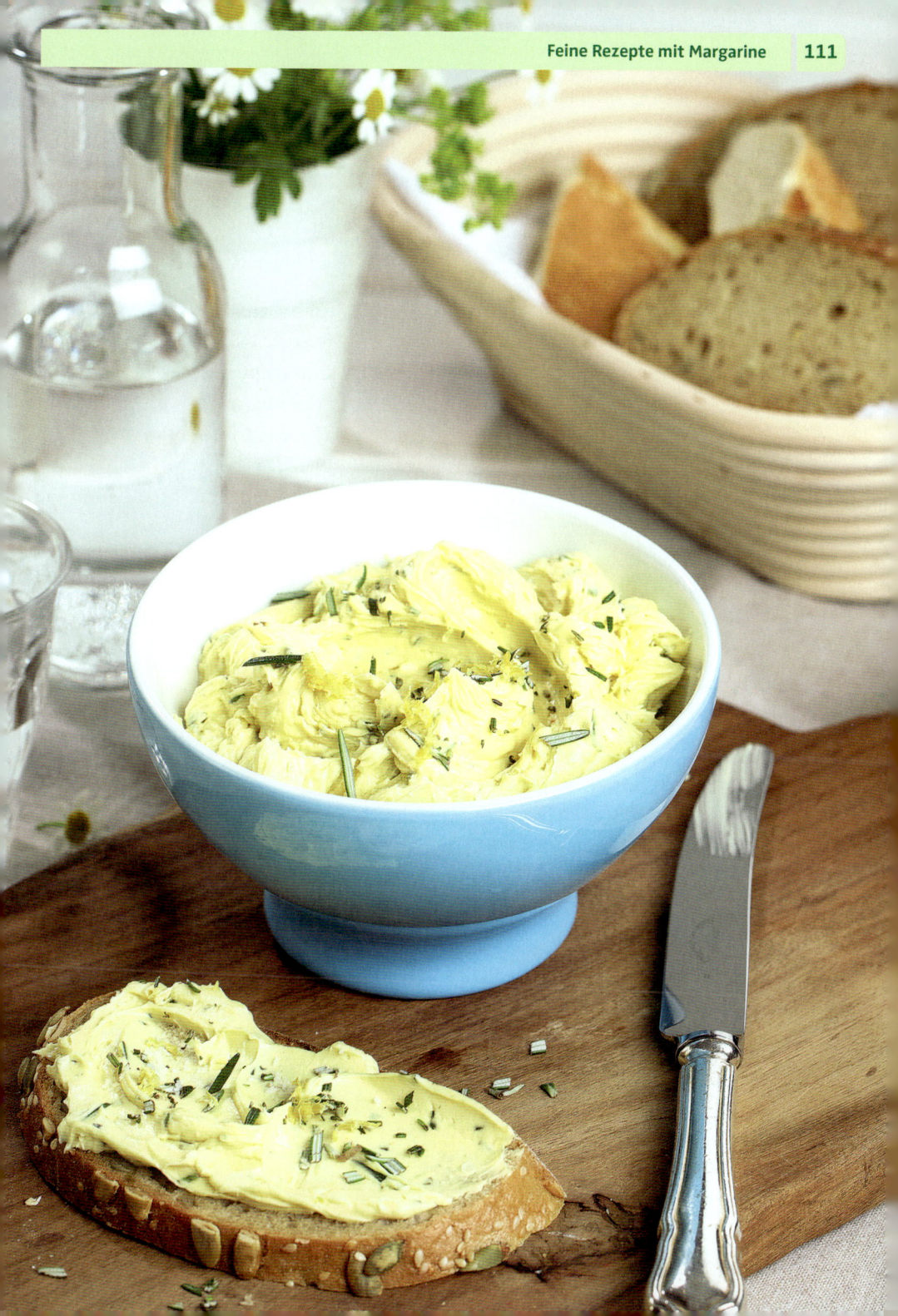

Würzige Kräutermargarine

Zubereitungszeit: ca. 20 Minuten

Zutaten

1 Schalotte

etwas Meersalz

2 kleine Knoblauchzehen

etwas Zitronensaft

150 g Margarine (am besten selbst gemacht)

2 EL Dill

1½ EL Schnittlauch

1½ EL Petersilie

1 EL Kerbel

etwas Pfeffer

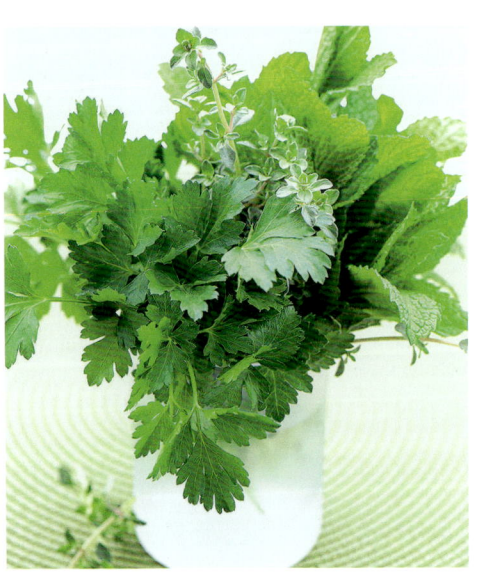

Zubereitung

1. Die Schalotte waschen, putzen und fein würfeln, den Knoblauch schälen und hacken. Beides mit einer Prise Meersalz zerreiben (z. B. in einem Mörser).

2. Zusammen mit einem großen Spritzer Zitronensaft zur Margarine geben und gut vermischen.

3. Die Kräuter waschen, trocknen und sehr fein hacken. Unter die Margarinemischung rühren und mit Salz und Pfeffer abschmecken.

TIPP

Je nach Geschmack kann man die Margarine noch mit Chili, frischem Koriander oder Basilikum würzen.

Analyse:

1.100 Kilokalorien (kcal)

120 g Fett

Davon:

38,6 gesättigte Fettsäuren

28,2 g einfach ungesättigte Fettsäuren

49,4 g mehrfach ungesättigte Fettsäuren

2 mg Cholesterin

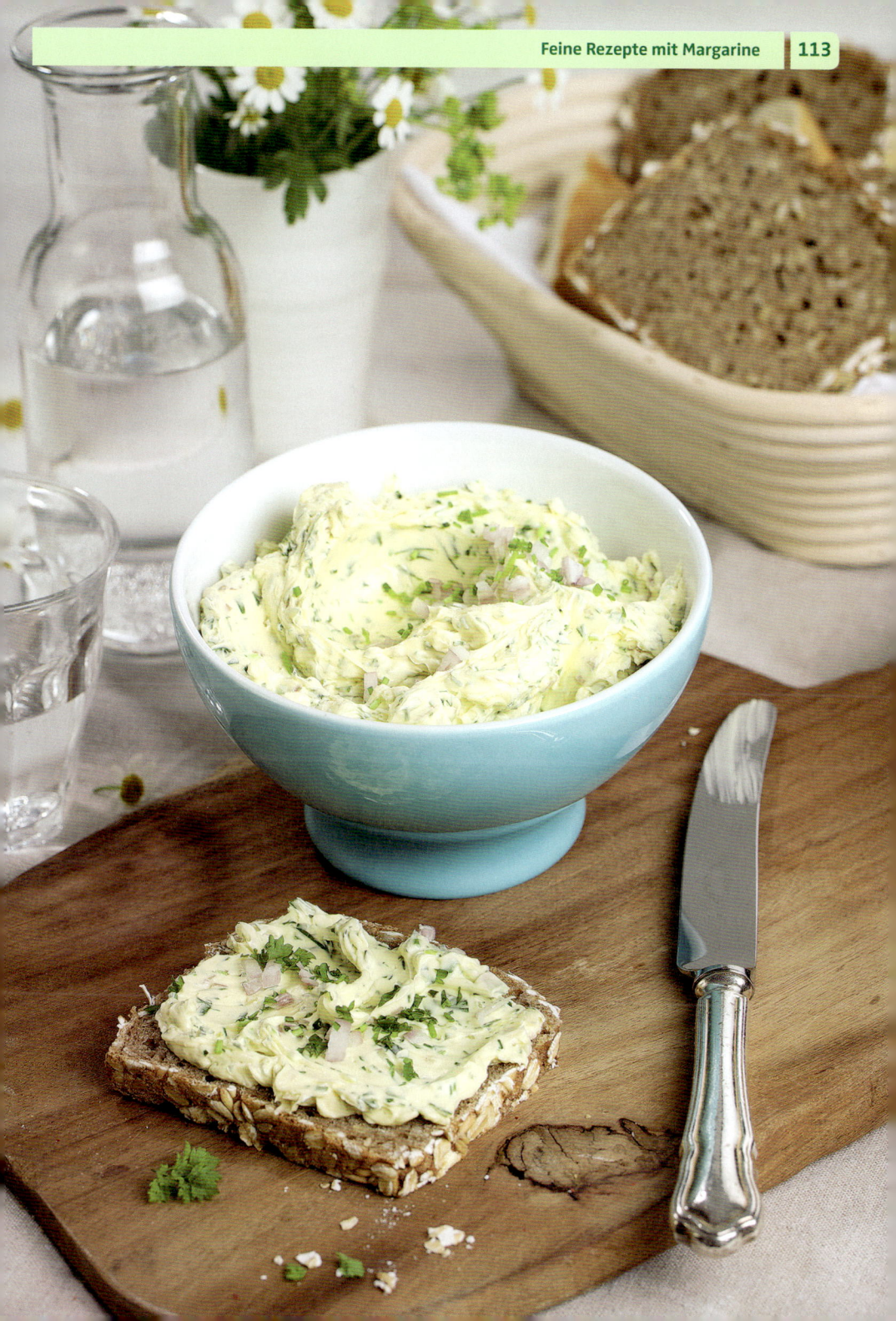

Bunte Cookies

Zubereitungszeit: ca. 1 ½ Stunden

Zutaten für ca. 24 Stück

250 g Margarine

125 g Zucker

1 Prise Salz

1 Ei (Größe M)

½ TL flüssiger Vanille-Extrakt

175 g Mehl

1 TL Backpulver

80 g weiße Schokolade

80 g Zartbitterschokolade

1 EL Kakao

60 g Walnusskerne

60 g getrocknete Cranberrys

Zubereitung

1. Margarine, Zucker und Salz mit den Schneebesen des Handrührgerätes zu einer cremigen Masse rühren. Ei und Vanille-Extrakt unterrühren. Mehl und Backpulver mischen, zugeben und kurz unterrühren. Teig halbieren.

2. Für die Schoko-Cookies beide Schokoladensorten klein hacken. Zusammen mit dem Kakao unter eine Hälfte des Teigs rühren.

3. Für die Cranberry-Cookies Walnüsse hacken und zusammen mit den Cranberrys unter die zweite Hälfte des Teigs rühren.

4. Pro Cookie 2 EL Teig auf ein mit Backpapier ausgelegtes Backblech setzen, dabei genügend Abstand zwischen den Teighäufchen lassen. Im vorgeheizten Backofen bei 180 °C (Gas: Stufe 2, Umluft: 160 °C) auf mittlerer Schiene 12 bis 15 Minuten backen. Nacheinander auf diese Weise insgesamt ca. 24 Cookies backen.

Analyse pro Cookie:

184 Kilokalorien (kcal)

12,5 g Fett

Davon:

4,2 g gesättigte Fettsäuren

3,0 g einfach ungesättigte Fettsäuren

4,8 g mehrfach ungesättigte Fettsäuren

10 mg Cholesterin

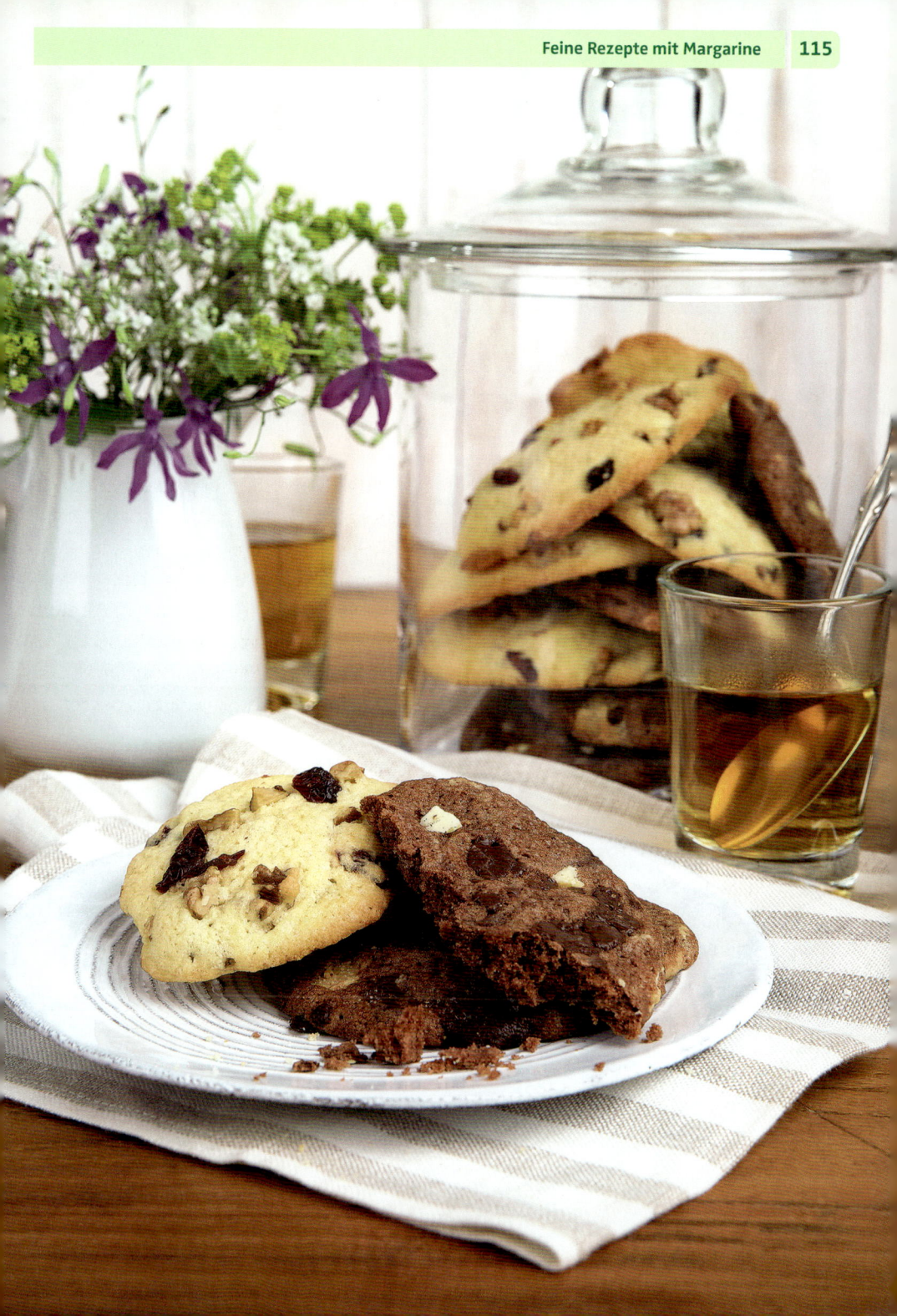

Applecrumble-Tarte mit Vanille

Zubereitungszeit: ca. 1¼ Stunden

Zutaten für 8 Stück

300 g Weizenmehl Type 550

150 g Zucker

1 Prise Salz

1 Eigelb

150 g Margarine

Margarine und Mehl für die Form

400 g rotschalige Äpfel (z. B. Elstar)

¼ l (fettarme) Milch

1 Pck. backfeste Puddingcreme „Vanille-Geschmack"

evtl. 2 EL Mandellikör

2 EL Mandelblättchen

evtl. Puderzucker zum Bestäuben

Zubereitung

1. Das Mehl in eine Schüssel sieben. Zucker, Salz, Eigelb und Margarine dazugeben und zunächst mit den Knethaken des Handrührgerätes kneten. Dann die Masse mit den Händen zu Streuseln verkneten.

2. Eine Tarteform (24 cm Ø) mit Margarine einfetten und mit etwas Mehl ausstäuben. ¾ der Streusel in die Form geben und als Boden und einen ca. 2,5 cm hohen Rand in die Form drücken.

3. Boden im vorgeheizten Backofen bei 200 °C (Gas: Stufe 3, Umluft: 180 °C) im unteren Drittel ca. 10 Minuten vorbacken. Aus dem Ofen nehmen und auf einem Kuchengitter etwas abkühlen lassen.

4. Äpfel waschen, trocknen und vierteln. Apfelviertel in dünne Spalten schneiden.

5. Die Milch mit Puddingcremepulver in eine Schüssel geben und mit einem Schneebesen etwa 1 Minute verrühren. Nach Belieben Likör einrühren. Die Creme sofort auf dem vorgebackenen Boden gleichmäßig verteilen. Die Apfelspalten dicht an dicht spiralförmig darauf legen. Restliche Streusel darauf verteilen. Mit Mandelblättchen bestreuen und bei gleicher Temperatur ca. 25 Minuten backen.

6. Die Apfeltarte etwas abkühlen lassen, aus der Form lösen, vollständig erkalten lassen oder warm servieren. Evtl. mit Puderzucker bestäuben.

Analyse pro Stück:

435 Kilokalorien (kcal)

18 g Fett

Davon:

5,6 g gesättigte Fettsäuren

4,9 g einfach ungesättigte Fettsäuren

6,8 g mehrfach ungesättigte Fettsäuren

36 mg Cholesterin

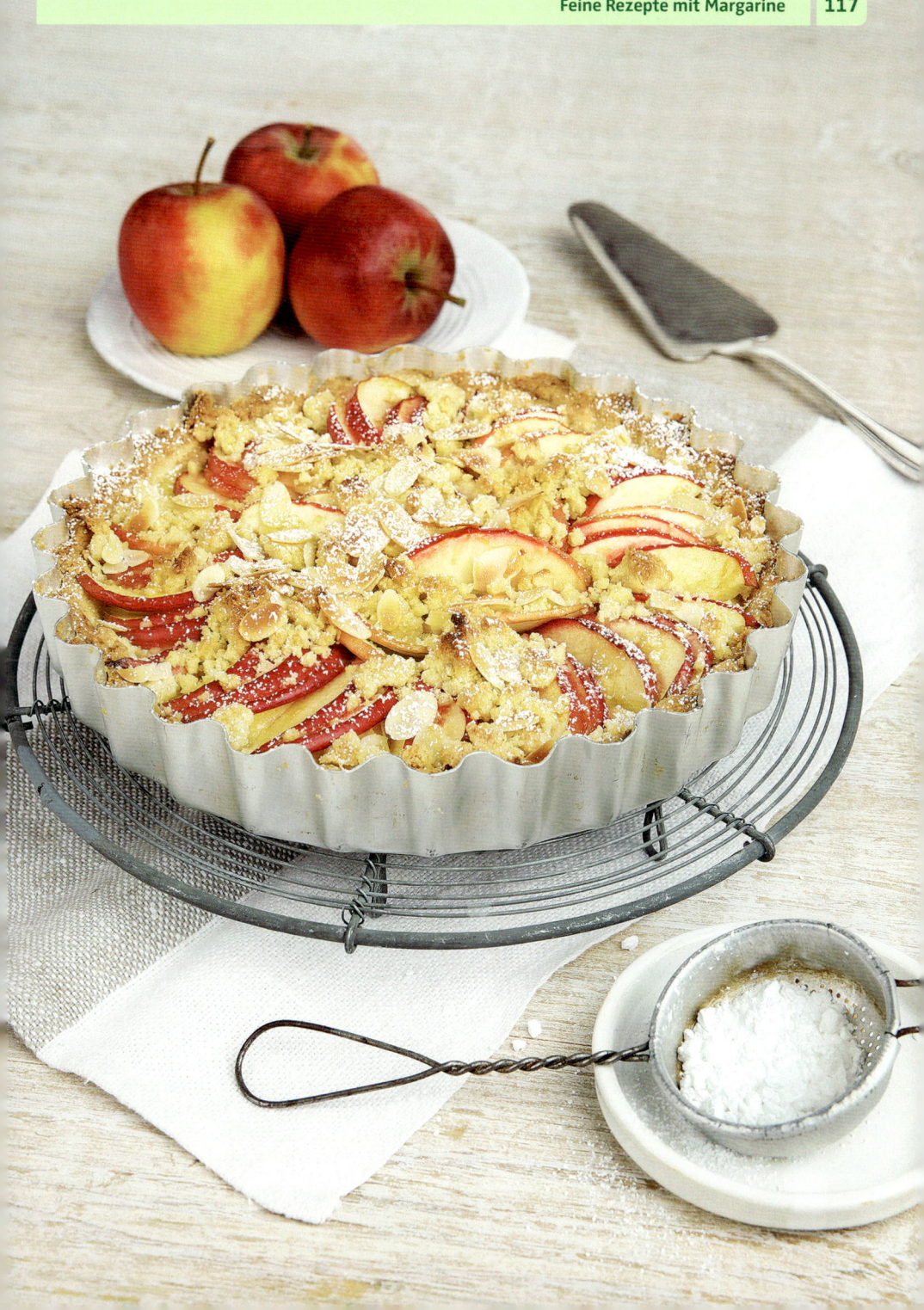

Mini-Möhren-Gugel

Zubereitungszeit: ca. 1 Stunde

Zutaten für 12 Stück

400 g Möhren

150 g Margarine

150 g Rohrzucker

1 Pck. Vanillezucker

1 Prise Salz

4 Eier (Größe M)

100 g Dinkel-Vollkornmehl

150 g Dinkelmehl, Type 630

100 g gemahlene Mandeln oder Haselnüsse

1 Pck. Backpulver

1 ½ TL gemahlener Zimt

1 Msp. geriebene Muskatnuss

200 g Puderzucker

4 EL Orangensaft

Zubereitung

1. Möhren schälen und fein reiben, 50 g für den Guss beiseitestellen.

2. Margarine, Zucker, Vanillezucker und Salz mit den Schneebesen des Handrührgerätes cremig rühren. Eier nacheinander unterrühren.

3. Das gesiebte Mehl mit Mandeln bzw. Nüssen, Backpulver und Gewürzen mischen. Zusammen mit den Möhren zur Fett-Ei-Mischung geben und kurz unterrühren.

4. Den Teig auf 12 kleine Gugelhupfförmchen (ca. 7 cm Ø; 60 ml Inhalt; am besten aus Silikon) verteilen und im vorgeheizten Backofen bei 180 °C (Gas: Stufe 2, Umluft: 160 °C) auf mittlerer Schiene ca. 20 Minuten backen.

5. Küchlein in den Förmchen etwas abkühlen lassen, aus den Förmchen lösen und vollständig erkalten lassen.

6. Puderzucker mit Orangensaft und beiseitegestellten Möhrenraspeln verrühren. Gugelhupfe damit überziehen und trocknen lassen.

TIPP

Anstatt des Dinkelmehls können Sie auch Weizenmehl verwenden.

Analyse pro Stück:

367 Kilokalorien (kcal)

16,5 g Fett

Davon:

4,1 g gesättigte Fettsäuren

5,9 g einfach ungesättigte Fettsäuren

5,5 g mehrfach ungesättigte Fettsäuren

72 mg Cholesterin

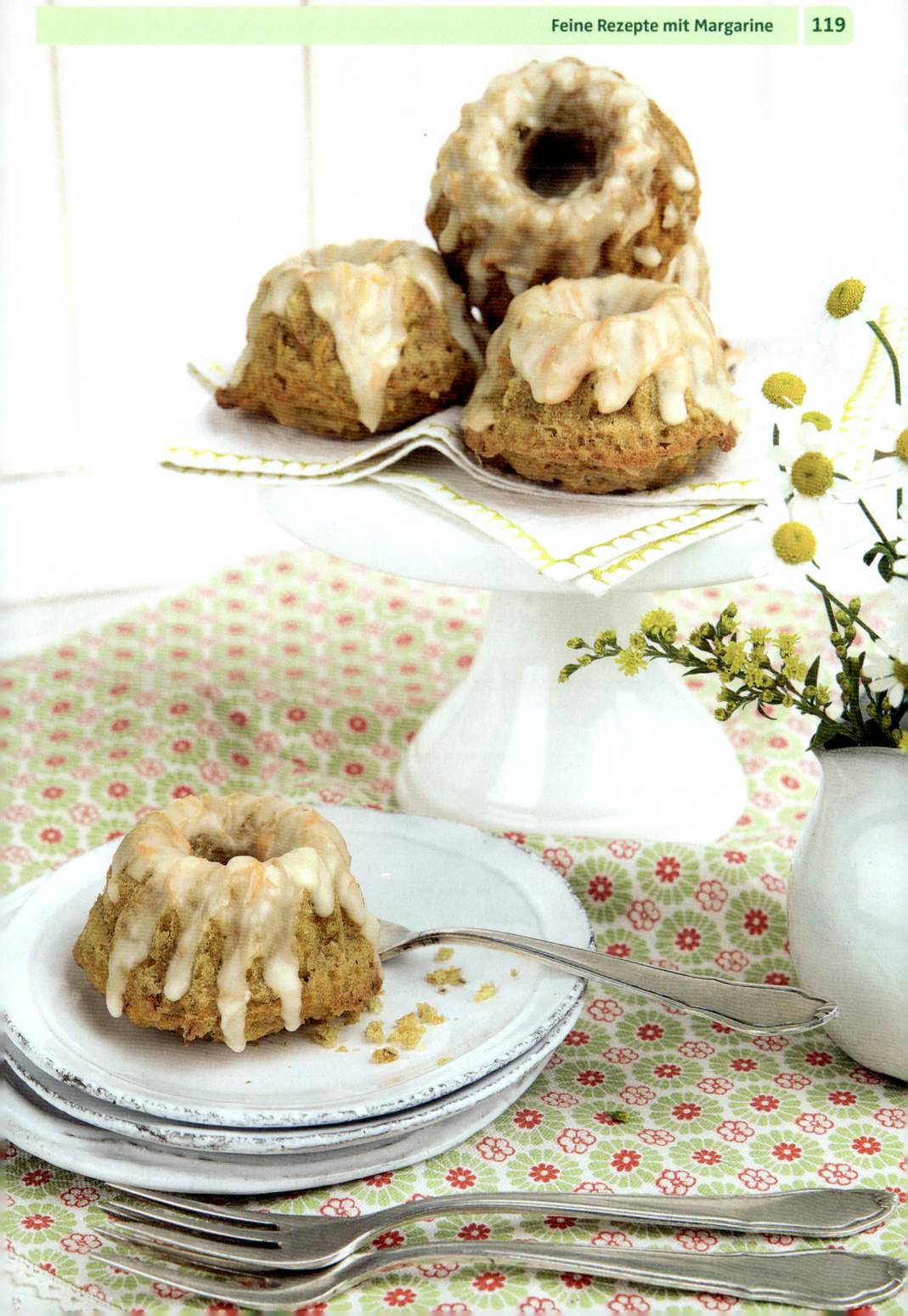

Gesundheitsbewusste Ernährung im Alltag

Welche Auswirkungen auf die Ernährung hat die große Transfettsäuren-Studie und wie wirken sich die aktuellen wissenschaftlichen Studien und medizinischen Leitlinien auf eine gesundheitsbewusste Ernährung aus?

In jedem Fall sollten Sie Transfettsäuren meiden. Die Zufuhr gesättigter Fettsäuren sollte nicht zu hoch sein, mehrfach ungesättigte Fettsäuren – insbesondere Omega-3-Fettsäuren – sollten Sie in ausreichender Menge zu sich nehmen. Andererseits hat Fett den höchsten Energiegehalt der Nährstoffe. Er ist mit 9 Kilokalorien pro Gramm mehr als doppelt so hoch wie bei Kohlenhydraten und Proteinen, die „nur" 4 Kilokalorien pro Gramm enthalten. Der tägliche Anteil an Fett in Ihrer Ernährung sollte also nicht überhand nehmen.

Gewichtung der Nährstoffe im Alltag

Laut aktueller Empfehlungen sollte die Gewichtung dieser drei Nährstoffe in der täglichen Ernährung so aussehen: 55 Prozent Kohlenhydrate, 30 bis 35 Prozent Fett und 12 bis 15 Prozent Eiweiß. Aktuelle Studien und medizinische Leitlinien der Deutschen Adipositas Gesellschaft und der Deutschen Diabetes Gesellschaft zeigen jedoch, dass die Empfehlung in puncto Fett durchaus modifiziert werden kann. Sinnvoller und gesünder ist unter Umständen eine Fettzufuhr von 35 bis 40 Energieprozent. Dabei ist es wichtig, dass die zugeführten Fette ungesättigt sind und auf gesättigte Fettsäuren und Transfettsäuren weitgehend verzichtet wird. Die optimale Verteilung sieht meiner Erfahrung nach so aus:

- 35 bis 40 Prozent Fett
- 15 bis 20 Prozent Eiweiß
- Bis zu 50 Prozent Kohlenhydrate

Gesättigte Fettsäuren durch ungesättigte ersetzen

Der positive Effekt ungesättigter Fettsäuren wird durch viele Studien bestätigt. Dazu gehört auch die groß angelegte Nurses' Health Study, an der mehr als 80.000 Krankenschwestern beteiligt sind. Auswertungen dieser Langzeitstudie zeigen, dass der Austausch von 5 Energieprozent gesättigten Fettsäuren durch mehrfach ungesättigte Fettsäuren das Risiko für Herz-Kreislauf-Erkrankungen um 80 Prozent reduziert. Die Effekte von mehrfach ungesättigten Fettsäuren sind dabei besonders gut.

Andere Untersuchungen beweisen, dass der Austausch von gesättigten durch einfach ungesättigte Fettsäuren keinen Einfluss auf das Risiko für Herz-Kreislauf-Erkrankungen hat. Auch der Austausch von gesättigten Fettsäuen durch Kohlenhydrate hat kaum Effekte. Nur wenn gesättigte Fettsäuren durch mehrfach ungesättigte Fettsäuren ersetzt werden, sinkt das Risiko massiv und zwar um fast ein Viertel. Dafür reicht es schon aus, Butter durch Margarine zu ersetzen, weniger fette Wurst zu essen und täglich eine Handvoll Nüsse zu verzehren.

Weiteren Untersuchungen zufolge nehmen die Deutschen bisher zu wenig Alpha-Linolensäure (Omega-3-Fettsäure) zu sich, um sich optimal vor Herz-Kreislauf-Krankheiten zu schützen und das Verhältnis Omega-3- zu Omega-6-Fettsäuren zu optimieren.

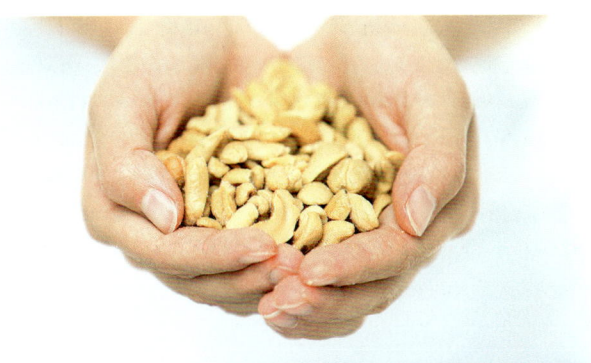

Mit weniger tierischen Fetten und dafür einer Handvoll Nüssen tun Sie viel für Ihre Herzgesundheit.

Der ideale Tagesplan

In dem folgenden beispielhaften Tagesplan ist das Verhältnis von Eiweiß, Kohlenhydraten und Fett, insbesondere der verschiedenen Fettsäuren optimal.

Frühstück: Kcal insgesamt: 480; Wasser in ml insgesamt: 317,4; Fett in Gramm insgesamt: 0,6	2 Vollkornbrötchen mit 2 EL Margarine oder Diätmargarine, 1 EL Sauerkirsch-Konfitüre, 30 g Harzer Korbkäse. Dazu eine große Tasse Kaffee mit Milch
Zwischenmahlzeit: Kcal insgesamt: 134,4; Wasser in ml insgesamt: 811; Fett in Gramm insgesamt: 0,3	700 Milliliter Mineralwasser, 1 Banane
Mittagessen: Kcal insgesamt: 627,1; Wasser in ml insgesamt: 569; Fett in Gramm insgesamt: 28,6	200 g Kartoffeln mit 250 g Brokkoli, 125 g Rinderhackfleisch und etwas Petersilie. Zubereitet mit 1 EL Rapsöl. Zum Nachtisch 1 Birne
Abendessen: Kcal insgesamt: 607,2; Wasser in ml insgesamt: 238,2; Fett in Gramm insgesamt: 35,2	2 kleine Scheiben Vollkornbrot mit Leinsamen, 2 EL Margarine oder Diätmargarine, 1 Scheibe gekochter Schinken, 1 Scheibe Emmentaler. Tomatensalat aus 1 Tomate mit ½ Zwiebel, frischen Kräutern und 1 TL Walnussöl.
Zwischen- oder Spätmahlzeit: Kcal insgesamt: 153,1; Wasser in ml insgesamt: 240,4; Fett in Gramm insgesamt: 2,5	1 Apfel, 150 g fettarmer Joghurt, 700 ml Mineralwasser

WICHTIGE FRAGEN UND ANTWORTEN

In diesem letzten Kapitel finden Sie die wichtigsten Informationen über Margarine, Butter und Öl übersichtlich zusammengefasst. Ich beantworte 20 Fragen, die mir zum Beispiel viele meiner Patienten zu dem Thema „Butter oder Margarine?" stellen. Und zum Abschluss habe ich in einem kleinen Lexikon die wichtigsten Begriffe erklärt.

20 Fragen und Antworten zu Butter und Margarine

1. Wie viele Kalorien hat Butter und wie viele Kalorien hat Margarine?

Diese Frage kann man nicht einheitlich beantworten, denn es gibt ein breites Spektrum an Margarine-Produkten, die auf verschiedene Bedürfnisse – unterschiedliche Geschmäcker und Aromen, Cholesterin- oder Fettreduktion etc. – zugeschnitten sind.

Vergleicht man jedoch die Vollfettprodukte, spart Margarine statt Butter auf dem Brot nur wenige Kalorien: 10 g Margarine enthalten 0,6 Kalorien weniger als Butter. Diese Menge fällt bei einem Tagesbedarf von ungefähr 2.000 Kalorien so gut wie nicht ins Gewicht.

2. Butter oder Margarine – was ist gesünder?

Die Qualität und damit „Gesundheit" eines Öls oder Fettes hängt von seinen Inhaltsstoffen ab. Fette und Öle bestehen aus verschiedenen Fettsäuren in unterschiedlichen Zusammensetzungen. Diese Fettsäuren unterscheiden sich in ihrer Wirkung auf den menschlichen Körper. Man unterscheidet vor allem vier Kategorien: gesättigte, einfach ungesättigte, mehrfach ungesättigte und Transfettsäuren.

Die „gesündesten" Fettsäuren, die sich am positivsten auf den menschlichen Organismus auswirken, sind die mehrfach ungesättigten Fettsäuren – allen voran die Alpha-Linolensäure (Omega-3-Fettsäure) und die Linolsäure (Omega-6-Fettsäure). Diese kann der Körper nicht selbst produzieren – man muss sie also durch Nahrung aufnehmen. Daher nennt man sie auch „essenzielle", also lebenswichtige, Fettsäuren. Sie wirken sich positiv auf das Immunsystem, das Zellwachstum und viele andere Bereiche des Körpers aus.

Butter ist, so der aktuelle Stand der Forschung und das Ergebnis vieler Studien, arm an mehrfach ungesättigten Fettsäuren und in der Regel reich an gesättigten Fettsäuren, die für den Körper ungesund und überflüssig sind. Margarine weist hingegen einen deutlich höheren Anteil mehrfach ungesättigter Fettsäuren auf.

Die Ergebnisse der großen Transfettsäuren-Studie zeigen auch, dass Butter einen erheblich höheren Anteil an Transfettsäuren enthält als Margarine. Transfettsäuren aus natürlichen und industriellen Quellen wirken sich negativ auf die Herzgesundheit aus. In Margarine wurden hingegen kaum bis fast keine Transfettsäuren gefunden.

Auch Cholesterin spielt in der gesundheitlichen Unterscheidung zwischen Butter und Margarine eine große Rolle: Während Butter im Durchschnitt einen hohen Gehalt an Cholesterin aufweist, enthält Margarine kaum, in der Regel sogar gar kein Cholesterin.

3. Ist fettarme Butter besser als normale Butter und gesünder als Margarine?

Mit fettarmer Butter nimmt man weniger Kalorien zu sich als mit vollfetter Butter oder Margarine. Das kann bei einer entsprechenden Ernährung, die auf Fettreduktion abzielt, sinnvoll sein. Allerdings enthält auch fettarme Butter weniger gesunde ungesättigte Fettsäuren, dafür aber mehr Cholesterin und Transfettsäuren als Margarine. Aus ernährungsphysiologischer Sicht kann man fettarme Butter daher nicht pauschal als „gesünder" bezeichnen als Margarine. Besser ist es, Margarine oder Halbfettmargarine zu verwenden.

4. Welche Margarinesorte ist ernährungstechnisch die gesündeste?

Margarine ist reich an gesunden, mehrfach ungesättigten Fettsäuren. Sie enthält nur wenig bis kein Cholesterin und ist praktisch frei von Transfettsäuren. Die Ergebnisse der großen Transfettsäuren-Studie zeigen, dass vor allem Diätmargarine durch ihre gute Zusammensetzung an gesunden Inhaltsstoffen überzeugt.

> **!** Die detaillierten Ergebnisse der großen Transfettsäuren-Studie können Sie auf den Seiten 35 bis 53 nachlesen.

5. Gibt es wissenschaftliche Belege dafür, dass Margarine ungesund und schädlich ist?

Lebensmittel dürfen grundsätzlich die Gesundheit nicht direkt schädigen. Es gibt keinerlei Belege dafür, dass Margarine ungesund ist und gesundheitliche Schäden anrichtet. Für alle Lebensmittel gilt aber der Satz des Mediziners Paracelsus: „Alle Dinge sind Gift, und nichts ist ohne Gift; allein die Dosis macht's, dass ein Ding kein Gift sei." Wer täglich 150 Gramm Margarine oder mehr isst, ernährt sich nicht gesundheits- und figurbewusst. Aber bei übergroßen Mengen sind praktisch alle Lebensmittel ungesund. Bei Butter ist die „ungesunde Menge" viel schneller erreicht als bei Margarine.

6. Wofür ist Butter besser geeignet und wofür Margarine?

Bei beiden Produkten gibt es verschiedene Varianten, die sich in Fettgehalt, Geschmack, Zusätzen oder Fettzusammensetzung unterscheiden. All das beeinflusst die Verwendungsmöglichkeiten von Butter und Margarine in der Küche. Geht man aber von „normaler" Butter und Vollfett-Margarine aus, gibt es in der Anwendung keinerlei Unterschiede. Lediglich der Geschmack ist anders. Beide sind als Brotaufstrich und zum Backen oder Dünsten gut geeignet (siehe auch Seite 90). Bei milden Temperaturen kann man mit beiden auch gut anbraten oder schmoren, allerdings wird Butter bei hohen Temperaturen schneller braun. Zum Frittieren sind sowohl Butter als auch Margarine nicht geeignet.

7. Butter oder Margarine – was sind die jeweiligen Vor- und Nachteile?

Margarine weist eine gute Zusammensetzung an Inhaltsstoffen auf, vor allem durch den hohen Anteil an einfach und mehrfach ungesättigten Fettsäuren und ihren Gehalt an Vitaminen, insbesondere Vitamin D. Zudem hat sie eine positive Ökobilanz, da ihre Produktion pro Kilogramm „lediglich" 1.350 Gramm CO_2 verbraucht und nicht auf Massentierhaltung angewiesen ist. Im Alltag ist sie praktisch anzuwenden, da sie auch gekühlt sofort streichfähig ist. Zudem kann Vollfett-Margarine für alle Anwendungen, also Backen, Braten, Kochen, Dünsten und Schmoren, verwendet werden. Ihr Nachteil: Einige Verbraucher mögen ihren Geschmack nicht. Aber über Geschmack lässt sich bekanntlich streiten.

Butter weist eine schlechtere Zusammensetzung an Inhaltsstoffen auf, nämlich reichlich gesättigte Fettsäuren, viel mehr Transfettsäuren als Margarine sowie reichlich Cholesterin. Die Ökobilanz von Butter ist schlecht, da bei Zucht und Haltung von Rindern, viel CO_2 entsteht. Im Alltag kann Butter für alle Anwendungen in der Küche genutzt werden, allerdings ist sie gekühlt kaum streichfähig. Ihre Vorteile: Viele Verbraucher bevorzugen den Geschmack von Butter. Zudem weisen einige Studien darauf hin, dass sie besser und leichter zu verdauen ist.

8. Warum befindet sich Betacarotin in der Margarine?

Bei der Herstellung von Margarine wird Betacarotin, die Vorstufe von Vitamin A, zugesetzt. Dadurch bekommt sie ihre appetitliche Farbe. Auch Butter wird häufig mit Betacarotin gefärbt. Der pflanzliche Stoff, der unter anderem in Karotten und Spinat vorkommt, wird vom Körper nur begrenzt in das wichtige und gesunde Vitamin A umgewandelt.

9. Was genau sind Melanges?

Unter Melange-Produkten versteht man Mischfettprodukte, die aus Butter und Pflanzenölen bestehen. Es gibt verschiedene Varianten. In Butter mit einem Anteil von ca. 20 Prozent Pflanzenfetten verbinden sich die guten Verarbeitungseigenschaften und gesunden Inhaltsstoffe von Pflanzenölen mit dem Geschmack der Butter, sie ist auch gekühlt streichfähig. Zudem enthält sie mehr gesunde essenzielle Fette als reine Butter. Noch besser sind Margarinen mit einem Butteranteil von ca. 20 Prozent. Sie ist durch den hohen Bestandteil an essenziellen Fettsäuren wesentlich gesünder als normale Butter.

10. Woraus wird Margarine hergestellt?

Margarine wird zum größten Teil aus flüssigen Pflanzenölen und von Natur aus festen Pflanzenfetten hergestellt. Dabei können verschiedene Öle miteinander vermischt werden, doch hauptsächlich werden in Deutschland Raps- und Sonnenblumenöl eingesetzt. Durch verschiedene Öle werden der Margarine auch verschiedene Inhaltsstoffe beigefügt und die Zusammensetzung der Fettsäuren in der Margarine verändert. Das verwendete feste Pflanzenfett ist in den meisten Fällen Palmöl und selten auch

Kokosöl, beide Öle sind frei von Transfettsäuren. Viele Margarinesorten sind frei von gehärteten Pflanzenölen. In Reformmargarine sind grundsätzlich keine gehärteten Fette enthalten.

Weitere wichtige Bestandteile von Margarine sind Vitamine wie Vitamin A, D und E sowie die Vorstufe zu Vitamin A, das Betacarotin (siehe oben). Der Wasseranteil unterscheidet sich von Produkt zu Produkt, er kann zwischen 20 und 60 Prozent liegen. Je fettärmer die Margarine ist – wie z. B. Halbfettmargarine –, umso mehr Wasser ist darin enthalten.

Für den Geschmack der Margarine werden Aromen und Salz eingesetzt. Je nach Sorte unterscheidet sich der Gehalt an Salz – vor allem Diätmargarinen sind natriumarm und enthalten nach offiziellen Richtlinien nicht mehr als 40 Milligramm Natrium pro 100 Gramm. Selten sind auch Milchprodukte wie Buttermilch oder Joghurt enthalten, um dem Geschmack der Verbraucher zu entsprechen, doch dies wird stets auf der Zutatenliste gekennzeichnet.

Weiterhin werden der Margarine Emulgatoren zugefügt, um wasser- und fettlösliche Bestandteile zu vermischen. Als Emulgatoren für die Margarineherstellung werden pflanzliche Lecithine aus Soja- oder Sonnenblumenöl sowie Mono- und Diglyceride von Speisefettsäuren (z. B. aus Palmöl) eingesetzt. Um Margarine zu konservieren, werden ihr auch manchmal Konservierungsstoffe zugefügt – vor allem, wenn sie Milchbestandteile oder einen hohen Wasseranteil hat. Die meisten Margarinen enthalten aber keine Konservierungsstoffe. Zudem werden Zitronensäure und Milchsäure zugegeben, um den pH-Wert der Margarine zu senken.

11. Welche in Deutschland verkaufte Margarine hat den größten Wasseranteil?

Verschiedene Margarineprodukte haben auch einen verschieden hohen Wasseranteil. Hier gilt: Je niedriger der Fettanteil – zum

Beispiel in Halbfettmargarine – umso höher der Wassergehalt. Dieser variiert von 20 bis zu 60 Prozent.

12. Ist jede Margarine zum Backen geeignet?

Margarine-Produkte mit 70 bis 80 Prozent Fett können eigentlich für jedes Vorhaben in der Küche eingesetzt werden. Lediglich beim Braten sollte auf milde Temperaturen geachtet werden.

Margarinen und Streichfette mit niedrigerem Fettgehalt – z. B. Halbfett-Margarine mit 39 bis 41 Prozent Fett – ist zwar ein hervorragender Brotaufstrich, kann aber lediglich noch zum leichten Dünsten eingesetzt werden. Der Grund: Der höhere Wasseranteil in den Produkten verdampft bei den hohen Temperaturen beim Backen und Braten schnell.

13. Warum wird Margarine so selten wie Butter verpackt?

Ein Grund ist in erster Linie sicherlich die Konsistenz der Margarine: Da sie vorrangig aus einfach und mehrfach ungesättigten Fettsäuren besteht, ist sie auch im gekühlten Zustand weich. In einer „Butterfolie" wären Transport und Lagerung sehr viel schwieriger zu handhaben, da sich der Block sehr leicht verformen würde. Zudem empfinden viele Verbraucher einen Becher als Verpackung besonders praktisch.

14. Welche Aromen sind in der Margarine enthalten?

Welche Aromen einer Margarine zugesetzt werden, hängt vom jeweiligen Produkt ab, häufig verfeinern Aromen den Geschmack. Grundsätzlich unterliegt die Nutzung von Aromen strengen gesetzlichen Regelungen, der EU-Aromenverordnung. Außerdem gibt es eine Liste von Aromen und Ausgangsstoffen, die zur Verwendung in und auf Lebensmitteln zugelassen sind.

15. Welche Margarine ist wirklich vegan oder vegetarisch?

Laut Gesetz dürfen Pflanzenmargarine und pflanzliche Streich-fette nicht mehr als 2 Prozent tierisches Fett enthalten, doch in der Regel werden heute keine tierischen Fette mehr bei der Pro-duktion eingesetzt. Und wenn doch, müsste dies im Zutatenver-zeichnis stehen. Daher ist praktisch jede Margarine vegetarisch. Veganer müssen allerdings genauer hinschauen, denn es können andere tierische Produkte, wie Buttermilch oder Joghurt, enthal-ten sein. Auch das Vitamin D, das der Margarine zugefügt wird, wird meist aus Lanolin (Wollfett aus geschorener Wolle) gewon-nen. Es gibt jedoch einige Margarinesorten ganz ohne tierische und Milchprodukte, zum Beispiel aus dem Reformhaus.

16. Befindet sich „Alkohol" in Aromen und „Schwein" in Mono- und Diglyceriden?

In der Regel werden für die Herstellung von Margarine heute keine tierischen Fette mehr verwendet. Auch Mono- und Diglyce-ride werden aus pflanzlichen Ölen und Fetten gewonnen. Aus-schließlich die Gelatine, die vor allem in Halbfett-Produkten ein-gesetzt wird, kann tierischen Ursprungs sein und somit auch vom Schwein stammen. Die einzigen Spuren an Alkohol, die in Margarine enthalten sein können, entstammen aus Trägerstoffen in Aromen. Die Mengen, die aber in der Margarine übrig bleiben, sind verschwindend gering und für den Menschen weder zu schmecken noch zu spüren.

17. Welche Margarinesorten enthalten gehärtete Fette und Transfettsäuren?

Für die Herstellung von Margarine werden heute so gut wie keine gehärteten Fette mehr verwendet, sondern von Natur aus feste Fette wie Palm- oder Kokosöl. Dies gilt vor allem für hochwertige Margarinen. Nur ganz selten werden noch gehärtete Fette in ge-ringer Menge eingesetzt. Doch diese Fette sind komplett durchgehärtet. Transfettsäuren entstehen beim Prozess der Fetthärtung nur dann, wenn die Fette nicht vollständig, sondern nur teilweise durchgehärtet werden.

18. Sind gehärtete Fette gesundheitsschädlich?

Oft werden gehärtete Fette und Transfettsäuren miteinander gleichgestellt oder verwechselt. Allerdings gibt es einen Unterschied: Bei der Härtung von Fetten können Transfettsäuren als Zwischenprodukt entstehen – allerdings nur dann, wenn die Fette nicht komplett durchgehärtet werden, sondern der Härtungsprozess unterbrochen wird. Bei der vollständigen Härtung von Fetten hingegen werden nur ungesättigte Fettsäuren in gesättigte Fettsäuren umgewandelt. Transfettsäuren entstehen nicht. Auf natürlichem Wege entstehen Transfettsäuren im Pansen von Wiederkäuern und sind so im Fleisch und in der Milch enthalten. Hier sorgen Bakterien dafür, dass aus ungesättigten Fettsäuren Transfettsäuren entstehen.

Das heißt: Vollständig gehärtete Fette bestehen aus gesättigten Fettsäuren. Diese sollte man aus gesundheitlichen Aspekten auch nicht im Übermaß verzehren, sondern einfach und mehrfach ungesättigte Fettsäuren immer vorziehen. Transfettsäuren üben jedoch einen deutlich negativeren Einfluss auf die Gesundheit aus. Daher muss laut europäischer Kennzeichnungsverordnung, die ab Ende 2014 europaweit gelten soll, im Zutatenverzeichnis von Produkten bei Fetten und Ölen zwischen „ganz gehärtet" und „teilweise gehärtet" unterschieden werden.

19. Wie ernährungsphysiologisch wertvoll ist Palmöl?

Palmöl ist bei der Herstellung von Margarine vor allem für die Konsistenz und Haltbarkeit von Bedeutung. Das Pflanzenöl ist bei normaler Raumtemperatur von Natur aus fest und sorgt so in Kombination mit Rapsöl für die cremige Konsistenz von Margarine.

In seiner Zusammensetzung der Fettsäuren ähnelt das Palmöl der Butter: Es enthält durchschnittlich 50 Prozent gesättigte Fettsäuren, Palmkernöl sogar 79 Prozent. Das Fett selbst hat also keine ernährungsphysiologischen Vorteile für die Margarine. Allerdings kann durch dieses natürlich feste Öl bei der Produktion von Margarine heutzutage fast vollständig auf die Härtung von Fetten verzichtet werden. Das sorgt dafür, dass Transfettsäuren in Margarine heute kaum eine Rolle mehr spielen.

20. Warum ist Zitronensäure in Margarine enthalten?

Die Zitronensäure, die in Margarinen zum Einsatz kommt, ist chemisch identisch mit natürlicher Zitronensäure. Sie wird vor allem dafür verwendet, den pH-Wert in der Margarine zu bestimmen und das Produkt so zu stabilisieren. Für die Gesundheit ist die Zitronensäure völlig unbedenklich – sie wird in geringen Teilen sogar im menschlichen Organismus selbst gebildet.

Natürlichem Palmöl ist es zu verdanken, dass bei der Produktion von Margarine Transfettsäuren heute kaum eine Rolle mehr spielen.

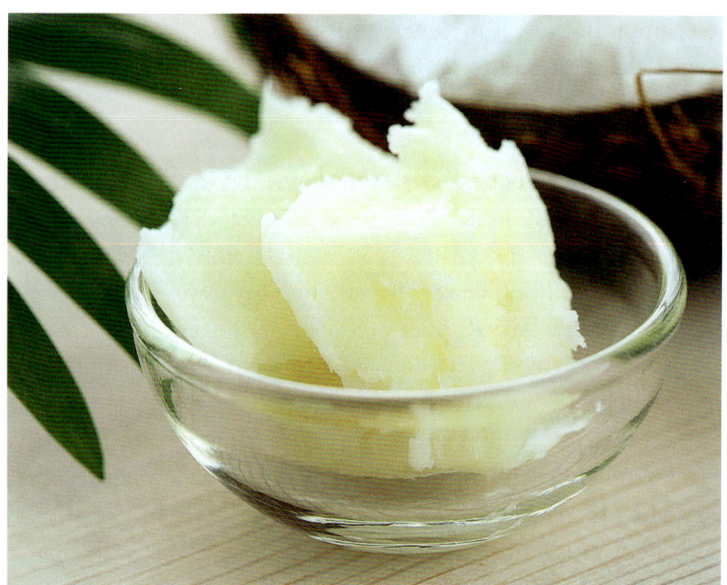

Kleines Lexikon der Fette

In diesem Lexikon finden Sie die wichtigsten Begriffe rund um Butter, Margarine, Fette und Fettstoffwechsel kurz erklärt.

Betacarotin

Das Provitamin ist ein gelblicher Farbstoff, der beispielsweise in Möhren (Carota = Möhre) vorkommt. Betacarotin ist die Vorstufe von Vitamin E. Es kann in Butter und Margarine zur Färbung verwendet werden. Weidebutter enthält von Natur aus Betacarotin.

Butter

Nach der EG-Streichfett-Verordnung ist Butter ein Streichfett in Form einer festen, elastischen Emulsion. Butter besteht ausschließlich aus Milch und/oder bestimmten Milcherzeugnissen mit Fett. Sie ist reich an gesättigten Fettsäuren und Cholesterin, arm an ungesättigten Fettsäuren und enthält relativ viele Transfettsäuren. Butter kann als Streichfett, zum Backen und bedingt zum Braten verwendet werden.

Cholesterin

Cholesterin oder auch Cholesterol ist eine fettähnliche Substanz, die für den Menschen lebensnotwendig ist. Der Körper kann Cholesterin selbst herstellen, außerdem kommt Cholesterin in vielen tierischen Lebensmitteln vor. Butter ist relativ cholesterinreich, Margarine enthält praktisch kein Cholesterin. Cholesterin sollte nicht übermäßig aufgenommen werden, da es bei bestimmten Menschen den Cholesterinspiegel im Blut – insbesondere das gefährliche LDL-Cholesterin – erhöhen kann. Laut aktueller Daten des Robert-Koch-Instituts überschreiten rund 60 Prozent der Menschen in Deutschland den Grenzwert für das Gesamtcholesterin. Bei 20 Prozent ist der Wert so hoch, dass ein erhöhtes Herzinfarktrisiko besteht.

Diätmargarine

Diätmargarine unterscheidet sich von normaler Margarine durch ihre Zusammensetzung. Sie enthält mindestens 50 Prozent mehrfach ungesättigte Fettsäuren. Einige Varianten haben eine blutfettsenkende Wirkung, insbesondere sind Diätmargarinen aber Erzeugnisse, die für eine fettmodifizierte Ernährung geeignet sind. Diätmargarine kann als Streichfett, zum Backen und bedingt zum Braten verwendet werden (bei einem Fettgehalt von mindestens 70 Prozent). Für Diätmargarine ist die Verwendung von teilgehärteten Fetten nicht zulässig.

Diglyceride

Diglyceride werden üblicherweise aus pflanzlichen Ölen wie beispielsweise Sojaöl hergestellt. Diglyceride von Speisefettsäuren sind die Ester des Glycerins mit natürlich vorkommenden Fettsäuren. Sie werden vor allem als Emulgatoren – beispielsweise für die Herstellung von Margarine – eingesetzt. Beim Auf- und Abbau von Fetten, beispielsweise bei der Fettbildung in der Pflanze oder bei der Fettverdauung beim Menschen entstehen als Zwischenprodukte auch Diglyceride. Es sind also natürliche Substanzen, die keinerlei Gefahr für die Gesundheit darstellen. Im Rahmen der Fettverdauung entstehen in umgekehrter Reihenfolge aus Triglyceriden erst Diglyceride, dann Monoglyceride und letztlich Glycerin und Fettsäuren.

Einfach ungesättigte Fettsäuren

Diese Fettsäuren haben nur eine Doppelbindung, die nicht vollständig mit Wasserstoff abgesättigt sind. Die häufigste einfach ungesättigte Fettsäure ist die Ölsäure. Reich an einfach ungesättigten Fettsäuren ist zum Beispiel Olivenöl. Wenn sie als Ersatz für gesättigte Fettsäuren aufgenommen werden, haben sie im Vergleich eine gesundheitsfördernde Wirkung.

Emulgator

Emulgatoren sind Hilfsstoffe, die zwei nicht mischbare Flüssigkeiten – beispielsweise Öl und Wasser – zu einer Masse (Emulsion) verbinden. Es gibt künstliche und natürliche Emulgatoren (beispielsweise Lecithin aus Soja, Sonnenblumenöl oder Eidotter). Für Margarine werden pflanzliches Lecithin und Mono- und Diglyzeride aus pflanzlichen Ölen und Fetten als Emulgatoren verwendet.

Essenzielle Fettsäuren

Essenzielle Fettsäuren sind mehrfach ungesättigte Fettsäuren, die der menschliche Körper nicht selbst produzieren kann. Sie müssen über die Nahrung zugeführt werden. Zu diesen lebenswichtigen Fettsäuren gehören Linolsäure und Alpha-Linolensäure. In Butter kommen nur sehr kleine Mengen essenzieller Fettsäuren vor. Margarine ist oft reich an essenziellen Fettsäuren.

Fettsäuren

Fettsäuren sind organische Verbindungen aus Kohlenstoff, Wasserstoff und Sauerstoff. Man unterscheidet gesättigte, einfach ungesättigte und mehrfach ungesättigte Fettsäuren. Verbinden sich drei Fettsäuren mit Glycerin, entsteht ein Fett (Lipid, Neutralfett).

Gesättigte Fettsäuren

Dies sind Fettsäuren, bei denen alle Kohlenstoffatome der Fettsäureketten mit Wasserstoff gesättigt sind. Große Mengen an gesättigten Fettsäuren erhöhen im Vergleich zu einfach und mehrfach ungesättigten Fettsäuren den Cholesterinspiegel – insbesondere das schädliche LDL-Cholesterin. Butter, Kokosöl und Palmöl sind reich an gesättigten Fettsäuren. Butter enthält deutlich mehr gesättigte Fettsäuren als Margarine.

Glycerin

Glycerin ist ein Alkohol, der süß schmeckt (glycis = süß). Es ist die Basisstruktur aller Fette. In der Regel sind drei Fettsäuren mit Glycerin verbunden (die OH-Gruppen des Glycerins) und bilden so die Triglyceride.

Halbfettmargarine

Eine Margarine mit halbiertem Fettgehalt nennt man Halbfettmargarine. Die EG-Streichfett-Verordnung schreibt vor, dass Halbfettmargarine zwischen 39 und 41 Prozent Fett enthält. Halbfettmargarine eignet sich als Streichfett – durch den hohen Wassergehalt ist sie nicht zum Braten geeignet. Wer Butter und Margarine gegen Halbfettmargarine austauscht, spart reichlich Kalorien ein, das kann beim Abnehmen helfen.

HDL (High Density Lipoprotein)

HDL sind Lipoproteine mit einer hohen Dichte. Sie sind die Transportform der Fette im Blut. Fette (Triglyceride) und fettähnliche Substanzen können im Blut nur in einer Proteinhülle transportiert werden. In freier Form würden sie sozusagen „oben schwimmen" und wären nicht transportfähig. HDL enthalten viel Protein (Eiweiß) und wenig Cholesterin. Sie sorgen für den Abtransport von Cholesterin aus den Geweben und beugen damit der Arteriosklerose vor. Ein hoher HDL-Spiegel bietet Schutz gegenüber Herzkrankheiten, die durch Arteriosklerose begünstigt oder hervorgerufen werden. Transfettsäuren senken den HDL-Spiegel und wirken sich damit negativ auf die Gesundheit – insbesondere des Herz-Gefäß-Systems – aus.

Konservierungsstoffe

Konservierungsstoffe sind Zusatzstoffe, die nur zugelassen werden dürfen, wenn sie die Gesundheit nicht schädigen. Sie sollen Lebensmittel vor dem Verderb schützen. Vollfett-Margarine darf wie Butter keine Konservierungsstoffe enthalten. In Halbfettmargarine darf Sorbinsäure als Konservierungsstoff zugesetzt werden. Salz, das Butter und Margarine zugesetzt werden darf, trägt ebenfalls zur verbesserten Haltbarkeit bei.

LDL (Low Density Lipoprotein)

LDL sind Lipoproteine niedriger Dichte. Sie enthalten reichlich Cholesterin. Eine hohe LDL-Cholesterin-Konzentration kann zur Arteriosklerose führen. Größere Mengen an gesättigten Fettsäuren können im Vergleich zu einfach und mehrfach ungesättigten Fettsäuren das LDL-Cholesterin erhöhen. Merke: HDL rauf, LDL runter – das hält Herz und Gefäße munter!

Lecithin

Lecithin ist ein Emulgator, der auch als Zutat in der Margarine-Herstellung benutzt wird. Lecithin kann aus Sonnenblumenöl, Soja und Eigelb gewonnen werden.

Linolensäure

Linolensäure ist eine mehrfach ungesättigte Fettsäure. Es gibt zwei verschiedene Formen: die Alpha-Linolensäure (Omega-3-Fettsäure) und die Gamma-Linolensäure (Omega-6-Fettsäure). Die Alpha-Linolensäure gehört wie die Linolsäure zu den essenziellen (lebensnotwendigen) Fettsäuren. Besonders reich an Alpha-Linolensäure sind Leinöl, Rapsöl und Walnussöl. Es ist wissenschaftlich gesichert, dass Alpha-Linolensäure vor dem Herzinfarkt schützt.

Linolsäure

Linolsäure ist eine zweifach ungesättigte Fettsäure, die für den Menschen essenziell (lebensnotwendig) ist. Es ist eine Omega-6-Fettsäure. In Butter ist praktisch keine Linolsäure enthalten. Hochwertige pflanzliche Fette wie Distelöl oder Sonnenblumenöl

– und auch Margarine – sind reich an Linolsäure. Die erhöhte Aufnahme von Omega-6-Fettsäuren hat gesundheitliche Vorteile, da sie unter anderem den Cholesterinspiegel senken kann.

Margarine

Nach der EG-Streichfett-Verordnung ist Margarine ein bei einer Temperatur von 20 °C fest bleibendes, streichfähiges Erzeugnis (plastische Emulsion des Typs Wasser in Öl). Sie besteht insbesondere aus pflanzlichen Ölen wie Rapsöl, pflanzlichen Fetten wie Palmöl sowie Trinkwasser. Margarine ist heute praktisch frei von Transfettsäuren und enthält kaum oder gar kein Cholesterin. Im Vergleich zu Butter enthält Margarine wenig gesättigte Fettsäuren. Der Gehalt von ungesättigten Fettsäuren und Omega-3-Fettsäuren in Margarine ist hoch. Margarine ist für die Menschen in Deutschland einer der wichtigsten Lieferanten von essenziellen (lebensnotwendigen) Fettsäuren und bestimmten fettlöslichen Vitaminen. Margarine kann als Streichfett, zum Backen und bedingt zum Braten verwendet werden.

Mehrfach ungesättigte Fettsäuren

Diese Fettsäuren besitzen zwei oder mehrere Kohlenstoff-Doppelbindungen. Von den mehrfach ungesättigten Fettsäuren sind beispielsweise Linol- und Linolensäure lebensnotwendig (essenziell). Butter ist arm an mehrfach ungesättigten Fettsäuren. Reich daran sind viele Pflanzenöle und daraus hergestellte Margarine. Mehrfach ungesättigte Fettsäuren sind in der Lage, den Cholesterinspiegel – insbesondere das schädliche LDL-Cholesterin – zu senken.

Monoglyzeride

Monoglyceride werden üblicherweise aus pflanzlichen Ölen wie beispielsweise Sojaöl hergestellt. Monoglyceride von Speisefettsäuren sind Monoester des Glycerins mit natürlich vorkommenden Fettsäuren. Sie werden vor allem als Emulgatoren – beispielsweise für die Herstellung von Margarine – eingesetzt. Beim Auf- und Abbau von Fetten, beispielsweise bei der Fettbildung in der Pflanze oder bei der Fettverdauung beim Menschen, entstehen als Zwischenprodukte Monoglyceride. Es sind also natürliche Substanzen, die keinerlei Gefahr für die Gesundheit darstellen. Im Rahmen der Fettverdauung entstehen in umgekehrter Reihenfolge aus Triglyceriden erst Diglyceride, dann Monoglyceride und schließlich Glycerin und Fettsäuren.

Omega-3-Fettsäuren

Omega-3-Fettsäuren sind ungesättigte Fettsäuren, die in Tieren (insbesondere Fischen wie Lachs, Hering oder Makrele), Algen und Pflanzen (insbesondere Pflanzenöle wie Lein-, Walnuss- oder Rapsöl) vorkommen. Im Vergleich zu Margarine ist Butter arm an Omega-3-Fettsäuren. Omega-3-Fettsäuren haben positive Wirkungen auf das Herz-Kreislauf-System. Sie sind beispielsweise in der Lage, den Blutdruck und die Triglyceride im Blut zu senken, die Fließeigenschaften des Blutes zu verbessern und Thrombosen vorzubeugen. Pflanzenöle mit einem hohen Gehalt an Omega-3-Fettsäuren können eine Alternative für Fisch sein. Eine Studie an der Universität Jena zeigte etwa, dass der tägliche Konsum von 2 Esslöffeln Leinöl bei Verzicht auf Fisch nach acht Wochen eine Verdopplung der Omega-3-Fettsäuren im Blut erbrachte. Zudem waren Blutdruck und Blutfette gesenkt.

Omega-6-Fettsäuren

Omega-6-Fettsäuren sind ungesättigte Fettsäuren, die die Herz-Kreislauf-Gesundheit positiv beeinflussen. Sie wirken sich gesundheitsfördernd auf den Cholesterinspiegel aus. Linolsäure und Gamma-Linolensäure gehören zu den Omega-6-Fettsäuren.

Raffination

Raffination ist eine Reinigung beispielsweise von Ölen und Fetten. Durch die Entfernung unerwünschter Begleitstoffe (z. B. Schwermetalle, Rückstände) wird das Öl haltbarer und kann so länger aufbewahrt und gelagert werden.

Pflanzenöle enthalten störende Begleitstoffe, die Geschmack, Geruch und Aussehen negativ beeinflussen können, einige können sogar gesundheitsschädigend wirken. Diese Substanzen können mittels Raffination praktisch vollständig aus den Ölen entfernt werden. Pflanzliche Öle werden daher – mit Ausnahme naturbelassener Öle – vor dem Verkauf industriell gereinigt.

Da tierische Fette wie Butter oder Schmalz nicht industriell gereinigt werden dürfen, besteht bei ihnen immer die Möglichkeit, dass sie Umweltschadstoffe (etc.) enthalten. Die Tiere können sie mit dem Weidegras (saurer Regen, Rückstände von Pflanzenschutzmitteln) aufgenommen haben oder durch ärztliche Behandlung (z. B. Antibiotika).

Viele raffinierte Öle sind hoch erhitzbar und eignen sich gut zum Braten, Kochen, Dünsten oder Frittieren. Raffiniertes Öl besitzt einen neutralen Geschmack. Hierdurch sind diese Speise- und Pflanzenöle in der Küche und der Margarine-Produktion vielseitig einsetzbar.

Transfettsäuren

Transfettsäuren sind ungesättigte Fettsäuren. Bei Trans- und Cis-Fettsäuren sind die Wasserstoffatome an den Doppelbindungen unterschiedlich angeordnet. Bei der Cis-Form liegen die Wasserstoffatome parallel zueinander, bei der Transform (Transfettsäuren) einander gegenüber. Die Transfettsäuren erhöhen das schädliche LDL-Cholesterin, senken das gesundheitsförderliche HDL-Cholesterin und haben andere negative Auswirkungen auf die Gesundheit. Die Transfettsäurezufuhr sollte so gering wie möglich sein, in jedem Fall aber unter 1 Prozent des täglichen Energiebedarfs liegen. Reich an Transfettsäuren sind frittierte Produkte, bestimmte billig produzierte Gebäcke, Croissants, Nussnugatcreme und Butter. Margarine ist praktisch frei von Transfettsäuren. Wissenschaftlich gesichert ist, dass sowohl „künstliche" Transfettsäuren als auch solche, die natürlich in Butter, Milch und dem Fleisch von Wiederkäuern vorkommen, negative gesundheitliche Auswirkungen haben. Gramm für Gramm, haben alle Transfettsäuren weitgehend die gleiche negative Wirkung auf die Blutfettwerte.

Triglyceride

Triglyceride sind Nahrungsfette (Lipide oder Neutralfette). Sie bestehen aus Glycerin und drei Fettsäuren. Praktisch alle Nahrungsfette sind Triglyceride.

Verdickungsmittel

Verdickungsmittel verleihen in Form von beispielsweise Gelatine oder Stärke fettreduzierten Produkten wie Halbfettmargarine (enthält mehr Wasser als Vollfettmargarine) die notwendige Konsistenz.

VLDL (Very Low Density Lipoprotein)

VLDL sind Lipoprotine mit sehr geringer Dichte. Sie enthalten sehr viel Fett (Triglyceride) und viel weniger Protein (Eiweiß) als HDL oder LDL. VLDL transportieren die in der Leber aufgebauten Triglyceride ins Fettgewebe, um sie dort zu speichern. Mit der Abspaltung von Triglyceriden nimmt ihr Anteil an Cholesterin zu und es entsteht das cholesterinreiche LDL.

Zutatenverzeichnis

Im Zutatenverzeichnis von Speisefetten wird zwischen ganz gehärteten und teilweise gehärteten Ölen/Fetten unterschieden. Damit ist es kein Problem, auf Produkte zu verzichten, die teilgehärtete Öle/Fette enthalten.

Quellenverzeichnis

www.ncbi.nlm.nih.gov/pubmed, ab 2. November 2013 kontinuierlich

www.medpilot.de, ab 7. Oktober 2013 kontinuierlich

www.google.de, ab 10. Oktober 2013 kontinuierlich

www.bing.de, ab 10. Oktober 2013 kontinuierlich

www.dge.de/modules.php?name=News&file=article&s id=709, 18. Mai 2014

www.rspo.org, 18. Mai 2014

www.kuhplusdu.de, 18. Mai 2014

albert-schweitzer-stiftung.de/massentierhaltung/ mastrinder, 18. Mai 2014

www.ubf-research.com/Aktuelles/trans-fs.pdf, 18. Mai 2014

link.springer.com/article/10.1007%2FPL00020627, 25. Mai 2014

www.vz-nrw.de/laktosefreie-lebensmittel, 1. Juni 2014

www.bgv-laktose.de/ernaehrung.html, 1. Juni 2014

www.was-wir-essen.de/abisz/margarine.php, 7. Juni 2014

http://europa.eu/legislation_summaries/consumers/ product_labelling_and_packaging/l21107_de.htm, 7. Juni 2014

www.bfr.bund.de/cm/343/hoehe-der-derzeitigen-trans-fettsaeureaufnahme-in-deutschland-ist-gesundheitlich-unbedenklich.pdf, 8. Juni 2014

www.bfr.bund.de/cm/343/trans_fettsaeuren_sind_in_der_ ernaehrung_unerwuenscht_zu_viel_fett_auch.pdf, 8. Juni 2014

www.lgl.bayern.de/lebensmittel/warengruppen/wc_13_ fette_oele/et_trans_fettsaeuren.htm, 9. Juni 2014

www.bfr.bund.de/de/a-z_index/trans_fettsaeuren-7572. html, 9. Juni 2014

www.umweltbundesamt.de/themen/wirtschaft-konsum/ produkte/oekobilanz, 9. Juni 2014

http://uba.klimaktiv-co2-rechner.de/de_DE/page/start, 9. Juni 2014, 17.29

www.iinas.org/gemis-de.html, 9. Juni 2014

http://link.springer.com/article/10.1007%2 Fs11367-010-0220-3, 9. Juni 2014

http://www.mri.bund.de/fileadmin/Institute/EV/NVSII_ Abschlussbericht_Teil_2.pdf, 9. Juni 2014

www.lanuv.nrw.de, 10. Juni 2014, 20.46

www.co2online.de, 10. Juni 2014, 12.06

www.ami-informiert.de/ami-maerkte/ami-weitere-maerkte/ ami-maerkte-verbraucher/meldungen/meldungen-single-ansicht/article/rapsoel-wichtigste-speiseoelsorte-in-deutschland-1.html, 13. Juni 2014

www.dge.de/modules.php?name=News&file=article&s id=334, 13. Juni 2014, 14.52

www.awmf.org/uploads/tx_szleitlinien/050-001l_S3_ Adipositas_Pr%C3%A4vention_Therapie_2014-06.pdf, 13. Juni 2014, 19.14

www.deutsche-diabetes-gesellschaft.de/fileadmin/Redak-teur/Leitlinien/Evidenzbasierte_Leitlinien/NVL-DM2-Ther-lang_Endversion_270813.pdf, 13. Juni 2014

www.dge.de/modules.php?name=News&file=article&s id=334, 13. Juni 2014

www.was-wir-essen.de/abisz/fette_oele.php, 13. Juni 2014

www.was-wir-essen.de/abisz/butter.php, 13. Juni 2014

www.dgfett.de/material/raffin.php, 13. Juni 2014

www.was-wir-essen.de/forum/index.php/forum/showExp-Message/id/40396/page1/29/searchstring/+/forumId/3, 13. Juni 2014

www.efsa.europa.eu/en/press/news/nda090731.htm, 14. Juni 2014

www.dlr.rlp.de/Internet/global/themen.nsf/0/5d2982d0fad 93d30c125787e0032f785?OpenDocument, 14. Juni 2014

www.pharmazeutische-zeitung.de/?id=37629, 14. Juni 2014

www.dge.de/pdf/ws/DGE-Stellungnahme-VitD-111220.pdf, 14. Juni 2014

www.ernaehrungs-umschau.de/media/pdf/ pdf_2014/03_14/EU03_2014_M162_M170_fortbildung. pdf, 17. Juni 2014

www.rosenfluh.ch/images/stories/publikationen/sze/2008-04/14_Cholesterin_Imoberdorf_4.08.pdf, 19. Juni 2014

www.ugb.de/low-carb, 19. Juni 2014

http://jama.jamanetwork.com/article. aspx?articleid=1199154, 19. Juni 2014

http://informahealthcare.com/doi/abs/10.3109/02813432. 2012.757070, 19. Juni 2014

www.nutritionjrnl.com/article/S0899-9007(12)00073-1/ abstract, 19. Juni 2014

www.channing.harvard.edu/nhs, 19. Juni 2014

www.bmelv-statistik.de, 19. Juni 2014

Datengrundlage der Nährwertberechnungen und Analysen: Bundeslebensmittelschlüssel, www.bls.nvs2.de/index. php?id=92, 5. Juli 2014

Berechnungen wurden durchgeführt mit EBISpro – die Software für Ernährungsberatung und Wissenschaft – EBIS Ernährungsanamnese Beratungs- und Informa-tions-System, www.ebispro.de, 5. Juli 2014, 18.04

FAOSTAT Database

Alpha-Linolenic Acid: Is It Essential to Cardiovascular Health?, Johanna M. Geleijnse & Janette de Goede & Ingeborg A. Brouwer, Curr Atheroscler Rep (2010) 12:359–367

Association of Dietary, Circulating, and Supplement Fatty Acids With Coronary Risk, A Systematic Review and Meta-analysis, Rajiv Chowdhury, MD, PhD et al., Ann Intern Med. 2014;160:398–406

Byrne C, Rockett H, Holmes MD: Dietary fat, fat subtypes, and breast cancer risk: lack of an association among postmenopausal women with no history of benign breast disease. Cancer Epidemiol Biomarkers Prev 11 (2002) 261–5

Dariush Mozaffarian, MD, MPH; Alberto Ascherio, MD, DrPH; Frank B. Hu, MD, PhD; Meir J. Stampfer, MD, DrPH; Walter C. Willett, MD, DrPH; David S. Siscovick, MD, MPH; Eric B. Rimm, ScD, Interplay Between Different Polyunsaturated Fatty Acids and Risk of Coronary Heart Disease in Men, Circulation 2005;111;157–164

Dayton, S., M. L. Pearce, S. Hashimoto, et al.: A controlled clinical trial of a diet high in unsaturated fat in preventing complications of atherosclerosis. Circulation 40 (Suppl. II) (1969) II/1–II/63

de Goede J, Geleijnse JM, Boer JM, Kromhout D, Verschuren WM. Linoleic acid intake, plasma cholesterol and 10-year incidence of CHD in 20,000 middle-aged men and women in the Netherlands. Br J Nutr 2012;107:1070–6.

Deutsche Gesellschaft für Ernährung, Österreichische Gesellschaft für Ernährung, Schweizerische Gesellschaft für Ernährungsforschung, Schweizerische Vereinigung für Ernährung (D-A-CH) (Hrsg): Referenzwerte für die Nährstoffzufuhr. Umschau Braus, Frankfurt. 1. Auflage, Frankfurt am Main (2000), Seite 56

Dolecek TA. Epidemiological evidence of relationships between dietary polyunsaturated fatty acids and mortality in the multiple risk factor intervention trial. Proc Soc Exp Biol Med 1992;200:177–82.

EFSA: Opinion of the Scientific Panel on Dietetic Products, Nutrition and Allergies on a request from the Commission related to the presence of trans fatty acids in foods and the effect on human health of the consumption of trans fatty acids. EFSA J 81 (2004) 1–49

Estruch R, Ros E, Salas-Salvadó J, Covas MI, Corella D, Arós F, et al. Primary prevention of cardiovascular disease with a Mediterranean diet. N Engl J Med. 2013;368:1279–90.

Grobscreening zur Typisierung von Produktgruppen im Lebensmittelbereich in Orientierung am zu erwartenden CO2e-Fußabdruck, LANUV-Fachbericht 29, Landesamt für Natur, Umwelt und Verbraucherschutz Nordrhein-Westfalen, Recklinghausen 2011

IA Brouwer, AJ Wanders and MB Katan, REVIEW Trans fatty acids and cardiovascular health: research completed?, European Journal of Clinical Nutrition (2013) 67, 541–547

Innis SM, Green TJ, Halsey TK: Variability in the Trans Fatty Acid Content of Foods within a Food Category: Implications for Estimation of Dietary Trans Fatty Acid Intakes. J Am Coll Nutr 18 (1999) 255–60

Jakobsen MU, O'Reilly EJ, Heitmann BL, Pereira MA, Bälter K, Fraser GE, Goldbourt U, Hallmans G, Knekt P, Liu S, Pietinen P, Spiegelman D, Stevens J, Virtamo J, Willett WC, Ascherio A. Major types of dietary fat and risk of coronary heart disease: a pooled analysis of 11 cohort studies. Am J Clin Nutr 2009:1425–32.

Katan MB, Zock PL, Mensink RP: Effects of fats and fatty acids on blood lipids in humans: an overview. Am J Clin Nutr 60 (1994) 1017S–22S

Laaksonen DE, Nyyssonen K, Niskanen L, Rissanen TH, Salonen JT. Prediction of cardiovascular mortality in middle aged men by dietary and serum linoleic and polyunsaturated fatty acids. Arch Intern Med 2005;165:193–199.

Lichtenstein AH, Erkkilä AT, Lamarche B, Schwab US, Jalbert SM, Ausman LM: Influence of hydrogenated fat and butter on CVD risk factors: remnant-like particles, glucose and insulin, blood pressure and C-reactive protein. Atherosclerosis 171 (2003) 97–107

Mensink RP, Zock PL, Katan MB, Hornstra G: Effect of dietary cis and trans fatty acids on serum lipoprotein (a) levels in humans. J Lipid Res 33 (1992) 1493–1501

Mensink RP, Zock PL, Kester ADM, Katan BK: Effects of dietary fatty acids and carbohydrates on the ratio of serum total to HDLcholesterol and on serum lipids and apolipoproteins: a meta-analysis of 60 controlled trials. Am J Clin Nutr 77 (2003) 1146–55

Mozaffarian D, Micha R, Wallace S. Effects on coronary heart disease of increasing polyunsaturated fat in place of saturated fat: a systematic review and meta-analysis of randomized controlled trials. PLoS Med. 2010;7(3):e1000252.

Oh K, Hu FB, Manson JE, Stampfer MJ, Willett WC. Dietary fat intake and risk of coronary heart disease in women: 20 years of follow-up of the Nurses' Health Study. Am J Epidemiol 2005;161:672–9.

Oomen CM, Ocke MC, Feskens EJ, van Erp-Barrt MJ, Kok FJ, Kromhout D: Association between trans fatty acid intake and 10-year risk of coronary heart disease in the Zutphen Elderly Study: a prospective population-based study. Lancet 357 (2001) 746–51

Poppel G: Intake of trans fatty acids in western Europe: the TRANSFAIR study. Lancet 351 (1998) 1098

Schwingshackl L, Hoffmann G. Monounsaturated fatty acids and risk of cardiovascular disease: synopsis of the evidence available from systematic reviews and meta-analyses. Nutrients. 2012;4:1989–2007.

SYSTEMATIC REVIEW Consumption of industrial and ruminant trans fatty acids and risk of coronary heart disease: a systematic review and meta-analysis of cohort studies, NT Bendsen, R Christensen, EM Bartels and A Astrup, European Journal of Clinical Nutrition (2011), 1–11

Van Erp-Baart, Couet C, Cuadrado C, Kefatos A, Stanley J, Van Poppel G: Transfatty acids in bakery products from 14 European countries. J Food Comp Anal 11 (1998) 161–69

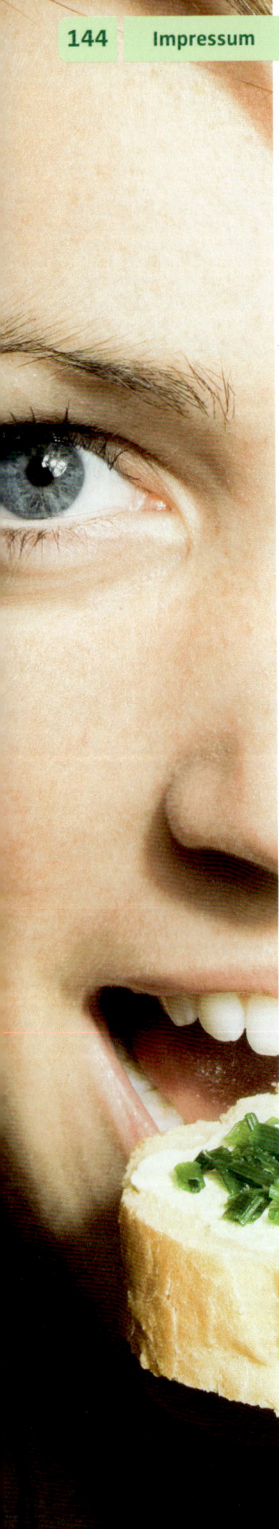

Bibliografische Information der Deutschen Nationalbibliothek
Die Deutsche Nationalbibliothek verzeichnet diese Publikation in der
deutschen Nationalbibliografie; detaillierte bibliografische Daten sind im
Internet über http://dnb.ddb.de/ abrufbar.

ISBN 978-3-89993-857-9 (Print)
ISBN 978-3-8426-8569-0 (PDF)

Fotos:
Titelfoto: Gettyimages – Stockbyte/Peter Cade
123rf.com: Monika Adamczyk: 2/3; Dmitry Kalinovsky: 85; Anna
Liebiedieva: 106; handmadepictures: 108; Elena Elisseeva: 112;
joannawnuk: 132
Fotolia.com: Jürgen Fälchle: 1; teleginatania: 4; Daorson: 6/7; fortyforks:
14/15; Sea Wave: 43; lecic: 45; Lilyana Vynogradova: 67; robert6666:
88/89; alain wacquier: 91; B. and E. Dudzinscy: 110; Maridav: 121
iStockphoto.com: webphotographeer: 80; R-J-Seymour: 85; MR.SURAKIT
HARNTONGKUL: 105; mabe123: 144
Schlütersche: 54/55, 56, 65, 95, 97, 98, 99, 100, 101, 102, 103, 104, 107,
109, 111, 113, 115, 117,119

Sven-David Müller
Zentrum und Praxis für Ernährungskommunikation,
Diätberatung und Gesundheitspublizistik (ZEK)
Ostheimer Straße 27d, 61130 Nidderau
Email: info@svendavidmueller.de
www.svendavidmueller.de

© 2015 Schlütersche Verlagsgesellschaft mbH & Co. KG
Hans-Böckler-Allee 7, 30173 Hannover
www.schluetersche.de

Lektorat: Annette Gillich-Beltz, Essen
Layout: Groothuis, Lohfert, Consorten, Hamburg
Covergestaltung: Kerker + Baum Büro für Gestaltung, Hannover
Satz: Die Feder, Konzeption vor dem Druck GmbH, Wetzlar
Druck und Bindung: gutenberg beuys feindruckerei GmbH, Langenhagen